# D<sup>r</sup> A. DÉCOT

Ancien Externe des Hôpitaux de Lyon.

# RÉSULTATS ÉLOIGNÉS

DE

## L'ABLATION DIRECTE DES ANNEXES

## PAR LA ·VOIE VAGINALE

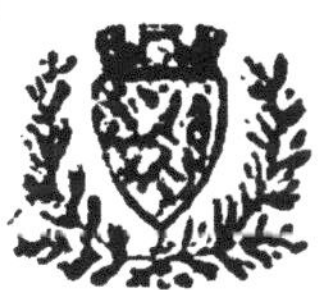


**LYON**

ALEXANDRE REY IMPRIMEUR DE LA FACULTÉ DE MÉDECINE

4, RUE GENTIL, 4

—

1897

# RÉSULTATS ÉLOIGNÉS

## DE

## L'ABLATION DIRECTE DES ANNEXES

## PAR LA VOIE VAGINALE

# Dʳ A. DÉCOT

Ancien Externe des Hôpitaux de Lyon.


# RÉSULTATS ÉLOIGNÉS

## DE

## L'ABLATION DIRECTE DES ANNEXES

## PAR LA VOIE VAGINALE

LYON

ALEXANDRE REY IMPRIMEUR DE LA FACULTÉ DE MÉDECINE

4, RUE GENTIL, 4

1897

# AVANT-PROPOS

Avant d'aborder l'étude de notre sujet, nous tenons à acquitter quelques dettes de reconnaissance. C'est tout d'abord M. le professeur Laroyenne. Durant les six mois que nous avons passés dans son service, comme secrétaire, et dans la suite, nous avons pu apprécier sa haute expérience. C'est lui qui nous a inspiré le goût de la gynécologie; c'est à lui que nous devons les notions que nous possédons sur cette branche si délicate et si utile de l'art de guérir. Il nous a toujours accueilli dans son service avec une bonté toute paternelle, et il veut bien aujourd'hui nous faire l'honneur d'accepter la présidence de notre thèse. Nous sommes heureux de pouvoir maintenant mettre à profit ses leçons : nous serons toujours fier de nous dire son élève.

M. le professeur agrégé Condamin nous a également accueilli avec bonté. Il nous a donné une preuve de confiance en nous permettant de traiter cette question si complexe et si difficile de l'ablation des annexes par le vagin. Nous le remercions vivement de cet honneur.

Durant notre externat, nous avons été l'élève de

MM. Jaboulay, Rollet, chirurgiens des hôpitaux, et du regretté D<sup>r</sup> Lecral, dont nous gardons pieusement le souvenir. M. le D<sup>r</sup> Audry, médecin des hôpitaux, dont nous avons été l'externe et par intervalles l'interne, nous a enseigné la clinique médicale. Il nous a donné en plusieurs circonstances des preuves d'amitié. Nous tenons à l'en remercier publiquement et à l'assurer que nous ne les oublierons jamais.

Nous remercions M. le D<sup>r</sup> Goullioud, chirurgien en chef de l'hôpital Saint-Joseph, des conseils qu'il a bien voulu nous donner : il nous a fourni quelques-unes de nos plus intéressantes observations.

M. le D<sup>r</sup> Repelin a été pour nous l'ami plutôt que le chef, dont tout le monde a pu apprécier la bienveillance. Il peut mettre notre bonne volonté à contribution, sûr qu'elle ne lui fera jamais défaut. Merci à MM. les D<sup>rs</sup> Denis et Gerest, pour l'intérêt qu'ils nous ont témoigné pendant nos conférences d'externat et d'internat. Merci enfin à M. le D<sup>r</sup> Quincieu, qui a bien voulu nous accompagner dans les visites que nous avons faites aux malades. Sans lui, il nous eût été difficile de donner à notre travail l'ampleur que nous avons pu lui donner.

# INTRODUCTION

La voie vaginale employée pour le traitement des annexites et des suppurations pelviennes gagne actuellement de plus en plus du terrain. Ces succès, elle les doit autant à l'autorité de Péan qu'à l'ardeur de P. Segond, qui s'est fait son défenseur acharné. A Lyon, on a toujours été fidèle à la voie vaginale, mais en faisant subir à la méthode de Péan-Segond une variante importante. Le professeur Laroyenne et ses élèves font, dans certains cas, le traitement des annexites par l'ablation vaginale uni ou bilatérale des annexes, sans hystérectomie. L'École lyonnaise a publié sur cette méthode des travaux nombreux, des thèses intéressantes. Elle s'est efforcée d'en montrer les facilités et les avantages : il lui manquait la sanction du temps ; c'est ce point que nous avons pris pour tâche de combler. Durant le semestre que nous avions passé, comme secrétaire, il y a deux ans, dans le service de M. le professeur Laroyenne, nous avions été témoin d'un grand nombre d'ablations d'annexes par le vagin, et nous nous étions demandé ce que devenaient plus tard ces malades. Les résultats immédiats étaient excellents ; se maintiendraient-ils dans la suite? Question capitale, on le conçoit sans peine. Aussi avons-nous pris indistinctement toutes les observations de malades, opérées dans les années 1892-1897, nous sommes arrivé au chiffre respectable de 357 observations. Nous nous sommes astreint à revoir nous-même nos malades les priant, dans les cas douteux, de venir à la clinique se faire examiner par des mains plus autorisées que les nôtres. En dépit de tous nos efforts, en dépit de longues pérégrinations, dont mon ami et collaborateur, le Dr Quincieu, peut parler à juste titre, il nous a été impossible de revoir plus de 57 de nos anciennes opérées. Certes, c'est peu, en égard au grand nombre de nos observations; mais ce chiffre paraîtra énorme à quiconque voudra bien se rappeler les difficultés considérables qu'il y a, à pouvoir mettre la main sur la clientèle éminemment flottante des salles de gynécologie.

Les résultats éloignés n'ont pas toujours été parfaits. Celui qui a fait des recherches sérieuses et sincères sur des résultats éloignés sait combien il faut se défier de ces statistiques trop brillantes qui dénotent souvent des examens superficiels ou intéressés. D'autres causes peuvent d'ailleurs être invoquées ici : tout d'abord, les clientes des cliniques gynécologiques, par leur vie irrégulière entre toutes, ont leur système génital tout entier particulièrement apte à subir toutes les infections; d'autre part, les malades que nous avons revues à la clinique sont justement celles qui ont continué à souffrir; les autres, bien portantes, se gardant bien de revenir. Aussi, si nous n'avions envisagé qu'elles, nous aurions 100 pour 100 de récidives. C'est là l'inconvénient inné de toute statistique, et surtout de toute statistique portant sur des résultats un peu éloignés. Nous aurons, dans tous les cas, le mérite d'avoir recherché la vérité de toutes nos forces, et d'avoir contribué, pour une faible part peut-être, à la guérison, ou du moins au soulagement des malades, aujourd'hui si nombreuses, justifiables des opérations gynécologiques.

Nous avons l'intention de faire une thèse éminemment clinique, renvoyant pour le côté théorique, aux nombreux travaux qu'a publiés l'École lyonnaise sur le même sujet: ce serait en effet une répétition inutile et fastidieuse. Nous renverrons principalement aux thèses de Bonnet *(Des salpingo-ovarites enkystées dans un foyer de pelvi-péritonite et de leur ablation par la voie vaginale, th. Lyon 1895); de Chatelus (De l'ablation directe des annexes par la voie vaginale, th. Lyon 1895); de Manuelides (Salpingo-ovariotripsie, th. Lyon 1897);* nous renverrons aux articles de Laroyenne, de Goullioud, de Condamin.

Aussi, après un résumé rapide de l'historique, des indications, des avantages et du manuel opératoire de l'ablation des annexes par le vagin. nous publierons la partie fondamentale de notre travail, c'est-à-dire nos observations et les considérations qui nous semblent pouvoir en être retirées.

# RÉSULTATS ÉLOIGNÉS

## DE

### L'ABLATION DIRECTE DES ANNEXES

## PAR LA VOIE VAGINALE

---

### CHAPITRE PREMIER

#### HISTORIQUE

L'idée de se servir de la voie vaginale, pour faire, dans certains cas, l'ablation des annexes utérines malades, n'est certes pas une idée nouvelle. D'éminents praticiens, comme Picqué en France, Byford en Amérique, Gottschalk en Allemagne, pratiquaient couramment dans leur service, la salpingectomie vaginale. Mais, dans ces dernières années, une réaction violente s'était opérée en faveur de la laparotomie. En présence des succès incontestables obtenus par cette dernière méthode, la plupart des gynécologistes semblaient avoir oublié que la voie vaginale était la voie naturelle, et qu'elle pouvait, dans certains cas déterminés, offrir plus de sécurité, avec des résultats cliniques éloignés, aussi bons, sinon meilleurs, que ceux obtenus par les interventions abdominales. En France, la thèse de Bonnecaze [1], sous l'inspiration de

---

[1] Bonnecaze, *Valeur et indications de l'incision vaginale.*

M. Picqué, marque un premier pas dans la voie de retour à l'incision vaginale. Et combien timide, ce retour ! On sent que l'auteur avance sur un terrain découvert ; il se défend à plusieurs reprises d'oser porter une main témé- raire sur l'opération favorite, c'est-à-dire la laparotomie. A ce moment, en effet, la voie abdominale semblait seule permise, et l'on eût traité de réactionnaire quiconque eût osé comparer, pour l'ablation des annexes, la voie vagi- nale avec la laparotomie. Actuellement, grâce aux tra- vaux de Péan, de Segond [1], et de leurs élèves [2] la voie vaginale reprend définitivement sa place, à côté de la voie abdominale, et il n'est plus aujourd'hui un chirur- gien qui hésite à reconnaître que chacune de ces deux méthodes ont leurs indications.

A Lyon, à la Clinique gynécologique, on est resté, dès le début, fidèle à l'incision vaginale ; et, ainsi que le fait remarquer justement M. Goullioud, on se trouve aujour- d'hui en avant, dans ce mouvement de retour à la voie vaginale. Et, on s'est efforcé, dans cette voie, de faire de la conservation le plus largement possible. C'est ainsi qu'à côté de l'hystérectomie Péan-Segond, dont personne ne nie les bienfaits, M. le professeur Laroyenne et ses élèves, ont fait place, dans le traitement des suppurations

appliquée au traitement des petites tumeurs de la trompe et de l'ovaire, Paris, 1888-1889.

[1] Segond, De l'hystérectomie vaginale dans le traitement des suppurations pelviennes (Ann. de Gyn. et d'Obst., p. 161, 1891. Congrès périodique international de gyn. et obst., Bruxelles, p. 37, 239, 453, 1894).

[2] Baudron, De l'hystérectomie vaginale appliquée au traite- ment chirurgical des lésions bilatérales des annexes (th. Paris, 1894).

pelviennes, à d'autres traitements plus conservateurs : notamment au large débridement vaginal, suivant la méthode du professeur Laroyenne, débridement suivi, dans certains cas, de l'ablation totale ou partielle des annexes utérines.

Mais alors, on se trouve en désaccord avec les partisans de la voie vaginale. Ceux-ci n'admettent le traitement vaginal des annexites, qu'autant que l'ablation des annexes par le vagin est accompagnée de l'ablation de l'utérus. Ainsi, par exemple, Paul Segond [1], le plus chaud partisan de l'hystérectomie vaginale, n'admet la voie vaginale que si les deux ovaires sont malades, pour pouvoir enlever l'utérus ; si la légion siège d'un seul côté, il préfère la laparotomie.

A peine quelques chirurgiens admettent l'ablation directe des annexes sans hystérectomie, mais en faisant des restrictions plus ou moins nombreuses à ce sujet. Picqué [2] n'opère pas par le vagin, quand il y a adhérence des annexes, rétroversion de l'utérus et bilatéralité des lésions. Pour Goullioud, « c'est une méthode d'exception, ne convenant qu'à un nombre de cas très limité. Avec une lésion nettement bilatérale, et aussi avec des symptômes assez graves et assez tenaces pour légitimer un tel sacrifice, la question se pose de la laparotomie, de l'hystérectomie, ou de l'ablation bilatérale des annexes. Nous ne voulons pas entrer dans cette discussion. Nous aimerions autant l'hystérectomie, peut-être plus facile que

---

[1] Paul Segond, *Traité de chirurgie*, Duplay-Reclus, t. VIII, p. 579.

[2] Thèse de Bonnecaze (*loc. cit.*).

l'ablation bilatérale par le vagin [1] ». Gottschaltk [2], Byford étendent davantage les indications de cette méthode : « Cette opération si inoffensive devrait être préférée à la laparotomie, quand on ne considérerait que les dangers de la hernie qui suit souvent ce mode d'intervention. Je la préfère surtout dans les fibromes de la trompe, les hématomes et les dégénérescences kystiques des ovaires, les incisions exploratrices à travers le cul-de-sac de Douglas [3]. » Jacobs [4] (de Bruxelles) est venu soutenir, avec opérations à l'appui, que l'ablation d'annexes malades, et simplement adhérentes, était plus facile et plus inoffensive par le vagin que par. l'abdomen.

L'école lyonnaise est venue étendre encore davantage les indications de l'ablation directe des annexes par la voie vaginale. M. le professeur Laroyenne [5], M. Condamin [6], ont montré que la méthode était indiquée dans les cas ou les annexes étaient enkystées dans un foyer de pelvi-péritonite.

[1] Goullioud, Extirpation vaginale et unilatérale de petits pyo-salpinx (communication faite au Congrès de Bruxelles, 1892, *Lyon médical*, n° 5 et 6, 1893).

[2] Gottschaltk, *Centr. f. Gyn.*, 1891.

[3] H.-T. Byford, Hystérectomie vaginale (*American journal of obstetric.*, mars 1892).

[4] Jacobs, *Bulletin de la Société belge de gynécologie*, 1891.

[5] Laroyenne, De l'ablation par le vagin des annexes de l'utérus enkystées dans un foyer de pelvi-péritonite (*Ann. de Gyn.*, p. 5, t. XL, 1893).

[6] Condamin, Des salpingo-ovarites enkystées dans un foyer de pelvi-péritonite, et du traitement qui leur convient (*Archiv. provinciales de chirurgie*, 1891). — De l'ablation directe des annexes par le vagin, dans la salpingo-ovarite enkystée (*Lyon médical*, 1891).

Bonnet, thèse Lyon, 1895 (*loc. cit.*).

M. Goullioud [1] a proposé l'extirpation vaginale et unilatérale de petits pyosalpinx.

La thèse de Jules Oui [2] (Lyon, 1894) a soutenu l'ablation vaginale des annexes dans les cas d'hématocèle rétro-
utérine. La thèse de Chatelus (Lyon, 1895) a montré que
la bilatéralité des lésions n'était pas une contre-indication
à l'ablation des annexes par le vagin. « Aujourd'hui, nous
voudrions démontrer non seulement que l'ablation des annexes est moins dangereuse, et aussi efficace, par la voie vaginale, même quand la lésion est latérale, mais encore que
dans nombre de cas où la suppuration est même étendue,
cette intervention est possible, facile, sans ablation conco-
mitante de l'utérus, et que, souvent aussi, il sera possible,
surtout s'il s'agit de femmes jeunes, après avoir enlevé deux
pyosalpinx, de respecter au moins un des ovaires et l'utérus
en laissant à la femme une fonction qui est tellement
l'attribut de son sexe, que sa suppression s'accompagne
presque toujours de troubles plus ou moins accentués [3]. »

Enfin, dans les cas d'adhérences étendues et résistantes,
M. Condamin a proposé de broyer, de dilacérer sur place,
les masses annexielles qu'on ne pouvait extirper. Il a donné

---

[1] Goullioud, *Extirpation vaginale et unilatérale de petits
pyosalpinx (loc. cit.).*

[2] Jules Oui, *Traitement des hématocèles rétro-utérines* (th.
Lyon, 1894).

· Condamin, Du traitement par la voie vaginale des hématocèles
et des grossesses extra-utérines avec rupture du kyste fœtal
(*Lyon médical*, nov. 1894 ; *Archives de gynécol.*, 1895).

[3] Condamin, De l'ablation directe des annexes par la voie vaginale (*Gaz. hebd. de méd. et de chir.*, juillet, 1895).

à cette variante de l'opération, le nom de salpingo·ovario-
tripsie[1].

Les suites éloignées des ablations d'annexes par le
vagin ont été déjà indiquées pour quelques cas, par
M. Goullioud[2]. C'est cette étude que nous voulons reprendre
en la faisant sur une échelle plus vaste et en l'appuyant
sur des observations plus nombreuses.

[1] Condamin, De la salpingo-ovariotripsie et de l'ablation des
annexes par la voie vaginale dans la salpingo ovarite enkystée
(*Communication au congrès de chirurgie*, Lyon, 1891).

Manuelidès, *De la salpingo-ovariotripsie* (th. Lyon, 1897).

[2] Goullioud, Suites éloignées des ablations d'annexes pour salpingo-ovarites (*Lyon médical*, t. III, 1892).

# CHAPITRE II

## MANUEL OPÉRATOIRE

Le manuel opératoire employé à la Clinique gynécologique a été déjà décrit maintes fois, nous n'en donnerons donc qu'un aperçu rapide.

Après anesthésie et désinfection du vagin, on procède à l'ouverture du cul-de-sac postérieur, de telle sorte que le débridement soit suffisant pour laisser passer les deux doigts nécessaires à la recherche des annexes à enlever.

Au point de vue de l'ouverture du cul-de sac vaginal, on peut considérer deux cas, et par suite deux modes d'ouverture différents, suivant qu'il existe une collection ou non. Dans le premier cas, le trocart de Laroyenne est employé le plus habituellement, et après débridement au métrotome et issue du liquide de la collection, les doigts introduits se rendent compte de l'état des annexes.

Dans le deuxième cas, alors qu'il n'y a aucune collection à ponctionner, il est préférable de saisir le col utérin avec une pince de Museux, et d'inciser le cul-de-sac au moyen de forts ciseaux courbes, qu'on retire alors, les branches écartées, de manière à agrandir l'ouverture. De quelque façon que l'on procède, il faut toujours avoir soin de se tenir en arrière du col, sur une ligne rasant la face posté-

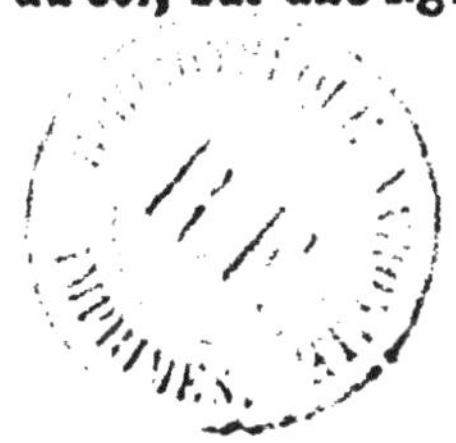

rieure du museau de tanche, afin d'éviter les artères utérines et l'uretère.

Le cul-de-sac largement incisé, on va à la recherche des annexes. Les deux doigts introduits dans la brèche vaginale s'efforcent de les décoller avec beaucoup de prudence, et de rompre les adhérences plus ou moins résistantes qui les fixent, alors que l'autre main placée sur la paroi abdominale, vient aider en refoulant en bas les annexes qui sont ainsi rendues plus accessibles.

Dans certains cas, cette opération est très facile. Après quelques tractions légères faites au moyen d'une pince en cœur, avec laquelle les annexes décollées ont été saisies, la trompe s'effile en quelque sorte, tout vient dans le vagin, et il ne reste plus qu'à réséquer. Une pince à demeure est placée aussi haut que posible sur le pédicule, et la section de l'annexe est pratiquée. On laisse en général la pince vingt-quatre heures.

Mais il s'en faut que le décollement des annexes soit toujours aussi facile. Quelquefois, ce n'est qu'après de longs efforts, après avoir placé plusieurs pinces en cœur, qu'on arrive à obtenir le décollement. « C'est en cherchant au niveau de la ponction, vers la muqueuse vaginale, à amorcer le décollement, que l'on réussira à amener une libération plus ou moins complète. Il faut éviter de se porter d'emblée dans l'intérieur même du foyer purulent où l'on pourrait s'égarer. » (Condamin.)

Quelquefois même la pédiculisation est, pour ainsi dire, impossible. On pratique alors la salpingo-ovariotripsie du professeur agrégé Condamin, opération qui consiste dans le morcellement et le broiement, avec une pince en cœur, de la trompe et de l'ovaire malades. On retire ainsi morceaux par morceaux, et sans tractions exagérées, tout ce qu'il est possible d'extraire. « La trompe malade, tortueuse ou dilatée, ne saigne pas. Il n'en est pas de même dès que l'on s'attaque à l'ovaire. Celui-ci, surtout quand il est malade, présente de gros vaisseaux qui saignent abondamment, et une pince à forcipressure ou une ligature sur le pédicule est *absolument indispensable* dès qu'on soupçonne que l'ovaire fait partie des tissus à enlever. » (Condamin.)

En tous cas, il faut agir avec de grandes précautions ; il ne faut pas s'entêter à vouloir tout enlever. On risquerait de déchirer les anses intestinales qui peuvent faire partie de la paroi de la poche enkystée, ou qui peuvent se présenter sous la pince, si l'on a à enlever des annexes non contenues dans une poche. Disons, cependant, que cette complication, extrêmement grave si l'on opérait par la voie abdominale, est ici plutôt gênante que dangereuse. Nous n'en avons jamais vu où la guérison spontanée, en général rapide, ait tardé plus de dix mois.

Il faut donc toujours agir avec douceur, en tenant compte très exactement des indications fournies par le doigt explorateur.

Le pansement ultérieur est le même que dans la ponction simple, avec débridement large, suivant la méthode du professeur Laroyenne. Une éponge aseptique, imbibée de pétro-vaseline, assure l'hémostase, et en maintenant largement ouverte la plaie opératoire, facilite le drainage et l'évacuation du pus. L'éponge est laissée d'habitude cinq ou six jours en place. Quelquefois, dans les deux ou trois premiers jours qui suivent l'opération, la température s'élève autour de 39 degrés, 39°5. Il faut alors enlever

l'éponge et la remplacer par des mèches de gaze iodo-
formée. Il sera, d'ailleurs, moins nécessaire de laisser
longtemps en place ces mèches que dans le cas de ponction
avec simple débridement.

# CHAPITRE III

## INDICATIONS ET CONTRE-INDICATIONS

Posons d'abord en principe qu'il est des cas où la laparotomie conserve tous ses droits : ce sont ceux où il s'agit de salpingo-ovarites chroniques, s'accompagnant de douleurs rebelles, cas dans lesquels les annexes, plutôt diminuées de volume, seraient difficilement accessibles par le vagin. Rentrent également dans le domaine de la laparotomie, les tumeurs annexielles volumineuses, par exemple les gros kystes de l'ovaire faisant saillie dans la cavité abdominale. Il nous semble aussi préférable d'avoir recours à la voie abdominale, dans les cas où il y a doute sur l'intégrité des annexes. Il nous semble, en effet, incontestable, qu'il y a tout intérêt, dans les cas douteux, à pouvoir constater *de visu* et commodément les lésions des annexes, afin de pouvoir y remédier, s'il y a lieu, par les diverses opérations conservatrices proposées par les auteurs (ignipuncture, résection d'un morceau d'ovaire, réfection d'un pavillon nouveau, etc., etc.). Ces derniers cas sont du reste moins fréquents qu'on veut bien le dire.

Partout ailleurs, il nous paraît qu'il y a avantage à donner la préférence à la voie vaginale, pour l'ablation des annexes.

Cependant l'opération de [Péan-Segond (éviscération

génitale complète) quoique, à notre avis, moins grave que la laparotomie, n'en reste pas moins une opération sérieuse. Aussi peut-il y avoir intérêt à tenter, dans certains cas, une opération moins radicale, c'est-à-dire l'ablation des annexes par le vagin sans hystérectomie.

D'autre part, il nous semble toujours délicat de proposer à une femme de vingt ans, non mariée, même dans les cas de lésions bilatérales, une opération qui entraine chez elle l'abolition d'une fonction « qui est tellement l'attribut de son sexe que sa suppression s'accompagne presque toujours de troubles plus ou moins accentués » (Condamin). En effet, même dans ces cas de lésions bilatérales, il est presque toujours possible, après avoir enlevé deux pyosalpinx, de conserver à la femme son utérus, et au moins un ovaire.

Aussi n'accepterions-nous d'avoir recours à l'hystérectomie Péan-Segond que chez des femmes d'un certain âge, approchant de la ménopause; ou encore dans ces cas de suppuration étendue à tout le petit bassin, et que l'on a décrits sous le nom de périmétro-salpingite. D'ailleurs, dans ces cas de suppuration étendue, l'ablation directe des annexes par le vagin peut être le premier pas, heureux quelquefois, en tout cas sans danger, vers l'éviscération génitale complète.

Les cas où l'ablation directe des annexes par le vagin est particulièrement indiquée ont été étudiés par le professeur Laroyenne et ses élèves. Ce sont les petits kystes de l'ovaire, les pyosalpinx ne dépassant pas le volume d'une mandarine ou d'un poing d'enfant [1]. Ce sont les

---

[1] Goullioud, *Extirpation vaginale et unilatérale de petits pyosalpinx (loc. cit.).*

hématocèles rétro-utérines[1]. Après avoir ponctionné et
débarrassé la poche des caillots sanguins qu'elle contient, il est indiqué de faire l'ablation de la trompe rompue et de l'ovaire adjacent. On évite ainsi, d'une part,
les accidents possibles d'infection qui pourraient résulter
de rétention placentaire dans la trompe ; d'autre part, on
met les malades à l'abri d'un nouvel accident de même
nature.

Les salpingo-ovarites enkystées dans un foyer de pelvi-péritonite sont également justifiables de la méthode que
nous préconisons. Leur traitement a donné lieu à un
mémoire de M. le professeur Laroyenne[2] et de M. Condamin[3]. Il est quelquefois facile, dans ces cas, d'enlever
totalement les annexes qui ne sont retenues à leur poche
que par des adhérences assez faibles, mais il est d'autres
cas où les brides sont résistantes ; la pince arrive parfois
à déchirer les annexes, plutôt que les adhérences. Il ne
faut pas alors s'acharner à faire une ablation complète ; il
vaut mieux enlever par morcellement les organes trop
adhérents, quitte à laisser en place quelques fragments,
qui, d'eux-mêmes, souvent s'élimineront dans les pansements ultérieurs.

Enfin, nous conseillons d'avoir recours à la voie vaginale dans tous les cas, où les annexes plus ou moins
prolabées dans le cul-de-sac postérieur, sont facilement
accessibles par le vagin. Au toucher, on sent en arrière,

[1] Condamin, *Du traitement par la voie vaginale des hématocèles, et des grossesses extra-utérines avec rupture du kyste fœtal (loc. cit.).*

[2] Laroyenne, *De l'ablation par le vagin des annexes de l'utérus enkystées dans un foyer de pelvi-péritonite (loc. cit.).*

[3] Condamin, *Des salpingo-ovarites enkystées (loc. cit.).*

ou sur les côtés de l'utérus, une tuméfaction dont le doigt n'est séparé que par la cloison vaginale. Par l'habitude on peut se rendre compte, dans une certaine mesure, de la résistance des adhérences et, pour peu que la tumeur soit mobile, on comprend aisément tout l'avantage qu'il y a à intervenir par la voie vaginale,

# CHAPITRE IV

## OBJECTIONS ET AVANTAGES

Nous serons bref sur ce chapitre, renvoyant pour plus
de détails aux thèses de Chatelus, de Manuelidès et à l'ar-
ticle de M. Condamin (De l'ablation directe des annexes
par le vagin, *loc. cit.*). Nous répondrons à quelques
objections qu'on a faites à l'ablation directe des annexes
par le vagin.

On a objecté *l'étroitesse du vagin*, rendant difficile et
aveugle l'acte opératoire, à moins de faire en même temps
l'ablation de l'utérus. « L'utérus restant en place, dit
Segond, la brèche d'accès est forcément restreinte : on
est gêné dans ses manœuvres, et le moindre accident
opératoire tel que la rupture d'une poche à contenu sep-
tique nous laisse sans défense. »

M. Condamin a bien montré que la présence de l'utérus n'était pas pour gêner beaucoup dans l'ablation des
annexes. « Si l'ablation de l'utérus, dit-il, donne du jour,
c'est avant son extirpation complète, alors que l'organe
étant en bascule, on exerce des tiraillements sur les cor-
nes utérines et, par le fait, on attire dans le vagin trompe
et ovaire. Mais lorsque les pinces ont été mises à demeure,
il nous semble qu'elles gênent considérablement les manœuvres de décortication. »

D'ailleurs le plus souvent il s'agit d'annexes plus ou moins prolabées dans le Douglas et nettement perceptibles au doigt explorateur. Avec une ouverture du cul-de-sac postérieur, pouvant aller, ainsi que l'a montré M. Goullioud, jusqu'à 8 centimètres, il est parfaitement possible, facile même souvent, d'enlever les annexes par le vagin, même chez des femmes nullipares.

On a objecté *les dangers de l'ablation vaginale*, dans les cas surtout où les annexes étaient adhérentes aux tissus voisins.

Il est évident, en effet, que l'adhérence étendue des annexes, vient toujours compliquer d'une façon désagréable, l'acte opératoire. Et c'est justement dans ces cas d'adhérences étendues et résistantes que M. Condamin enlève les annexes par morcellement. Mais si la présence d'adhérences annexielles résistantes vient compliquer l'ablation vaginale, est-ce donc qu'elle ne complique pas davantage l'ablation par la laparotomie? Ne vaut-il pas mieux, ainsi qu'on l'a dit, agir au-dessous des adhérences, que d'avoir à les traverser de part en part? Le chemin parcouru, en se servant de la voie vaginale, est, en tout cas, plus court, surtout dans les cas fréquents où les annexes sont rapprochées du fond du cul-de-sac postérieur.

Et, de fait, on observe fréquemment dans les suites éloignées des laparotomies faites pour ces cas, des accidents que les auteurs désignent sous le nom d'obstructions, de paralysies intestinales, quelquefois des fistules stercorales.

Sans doute, à la suite d'ablation par le vagin d'annexes adhérentes, il arrive quelquefois de déchirer l'intestin, mais il s'agit presque toujours du rectum. Et ces déchirures sont mêmes assez fréquentes. C'est ainsi que si nous regardons à ce point de vue les 357 observations que nous avons en mains, nous trouvons 45 déchirures du rectum et 2 de l'intestin grêle. Il est vrai de dire que le plus gros contingent se trouve au moment où, à la clinique, on s'efforçait d'enlever la totalité des annexes. Les déchirures du rectum se réparent d'ailleurs spontanément et toujours dans un laps de temps qui varie de deux à dix mois au maximum.

On a également objecté les *hémorragies possibles* et la *difficulté d'assurer l'hémostase au fond du vagin.*

Pour notre compte personnel, nous n'avons jamais vu d'hémorragie sérieuse, ayant résisté à l'emploi de l'éponge enfoncée comme un coin à travers les lèvres de la brèche vaginale. Ce serait là d'ailleurs une faute opératoire que l'on évitera sûrement en défonçant le cul-de-sac postérieur, juste sur la ligne médiane et en se tenant le plus près possible de la face postérieure de l'utérus.

*La blessure de l'uretère* sera évitée de la même façon.

Nous avons hâte d'arriver aux avantages que donne l'ablation directe des annexes par le vagin.

En première ligne nous plaçons la *gravité moindre,* la *bénignité presque absolue.* Dans une thèse récente sur les résultats éloignés des ablations d'annexes par laparotomie, Martin [1] donne les chiffres suivants : Dans les cas de lésions non suppurées des annexes, il n'indique

---

[1] Martin, *Résultats éloignés des ablations d'annexes par laparotomie* (th. Paris, 1893-1894).

aucun décès sur 91 opérées, mais dans les cas de lésions suppurées, il note 5 morts sur 65 opérées, soit un pourcentage d'à peu près 8 pour 100. Or, ce sont justement ces cas à suppuration qui sont le triomphe de la voie vaginale. Baudron [1], sur une série des 200 premières hystérectomies vaginales faites pour des indications diverses donne 14 décès, soit 7 pour 100.

Actuellement, le pourcentage des morts pour hystérectomie vaginale a diminué considérablement. Dans une statistique publiée de 27 cas, Goullioud [2] n'a perdu que sa dernière opérée (cas néoplasiques et inflammatoires réunis, chez une femme de soixante-quatre ans), soit un pourcentage de 3,70 pour 100. Les statistiques de Segond sont encore meilleures. Tous les chirurgiens d'ailleurs, sont bien près d'admettre, dans les lésions suppurées, la gravité bien moindre de la voie vaginale.

Cependant l'hystérectomie n'en constitue pas moins une opération assez sérieuse et incontestablement plus grave que la simple ablation des annexes par le vagin. Les malades ont, à la suite de leur opération, du shock demandant quelques jours pour disparaître. Et, dans les cas les plus heureux, on ne peut pas espérer voir les malades sur pieds avant une quinzaine de jours.

De plus l'hystérectomie avec ablation double des annexes constitue une mutilation considérable. Elle n'est peut-être

[1] Baudron, *De l'hystérectomie vaginale appliquée au traitement chirurgical des lésions bilatérales des annexes* (th. Paris, 1894).

[2] Goullioud, *Suites éloignées des ablations d'annexes pour salpingo-ovarites (loc. cit.).*

pas étrangère aux nombreux troubles nerveux si fréquents chez la femme à la suite de la castration.

Ces inconvénients n'existent plus autant dans l'ablation des annexes sans hystérectomie. C'est ainsi que, sur 357 ablations d'annexes par le vagin, faites en cinq ans à la clinique gynécologique, nous trouvons seulement 7 décès, soit 1,9 pour 100. A peine note-t-on, dans quelques cas, une réaction du péritoine, avec élévation de la température à 40 degrés, symptômes de péritonisme, etc. Le tout, d'ailleurs, disparaît en deux ou trois jours, à la suite de l'ablation de l'éponge vaginale.

Un autre avantage de l'ablation unilatérale des annexes sans hystérectomie, *c'est la possibilité de grossesses ultérieures*. Espoir de fécondité bien relatif sans doute, car, le plus souvent, on le sait, quand les annexes d'un côté sont atteintes au point de nécessiter une intervention, il est bien rare que les annexes de l'autre côté soient suffisamment saines pour permettre une grossesse. C'est ainsi que, sur les 53 malades opérées depuis cinq ans jusqu'il y a six mois et que nous avons revues, nous n'avons pas eu la chance de noter une seule grossesse. Cependant, dans sa thèse, Jaubert[1] en a publié 5 cas, à la suite d'ablation unilatérale par le vagin. Nous publions un de ces cas, dû à M. Goullioud (obs. 1).

Notons encore comme avantage *la persistance du flux menstruel* et, enfin, *l'absence de toute cicatrice abdominale*.

---

[1] Jaubert, *De la grossesse à la suite des interventions pour suppurations pelviennes* (th. Lyon, 1810).

# CHAPITRE V

## RÉSULTATS ÉLOIGNÉS DE L'ABLATION DES ANNEXES PAR LE VAGIN

La lecture des 57 observations publiées à la fin de ce travail nous permet de tirer quelques considérations intéressantes.

Tout d'abord, nous remarquons qu'il s'agit, le plus souvent, de *castration incomplète*. En général, ce sont les trompes qui font les frais de l'intervention.

Ainsi, sur 57 interventions, nous notons 27 ablations d'une seule trompe, soit 50 pour 100 ; 17 ablations des annexes d'un côté, trompe et ovaire, soit 30 pour 100 ; 4 fois on a enlevé les deux trompes, 2 fois on a enlevé une trompe et les deux ovaires. Enfin, 2 fois seulement, on a fait la castration complète et encore, dans un de ces deux derniers cas, la malade a été opérée deux fois.

Il résulte de ces faits que les malades ont très rarement appelé notre attention sur les différents troubles nerveux si fréquents à la suite de la castration double.

On pourra remarquer également un fait que l'on connaît déjà, à savoir la plus *grande fréquence des lésions à gauche*. Ainsi, dans 30 cas, les lésions sont uniquement à gauche, soit 53 pour 100 ; dans 8 cas, elles sont uniquement à droite, soit 14 pour 100.

Dans 19 cas, les lésions sont doubles, mais avec prédominance 11 fois à gauche, et 5 fois à droite. Enfin dans 5 cas, les lésions sont identiques à droite et à gauche.

Les lésions, — et c'est là, un point très intéressant à signaler — *ne sont pas forcément bilatérales*, du moins d'emblée. Notre statistique est, à ce sujet, absolument favorable aux idées de Delbet [1]. Pour cet auteur, l'affection débute primitivement par de l'endométrite infectieuse.

Elle se transmet ensuite, aidée par une circonstance adjuvante encore incomplètement connue, à un des conduits tubaires : et ce n'est que secondairement, si l'affection n'est pas traitée, que la deuxième trompe peut être envahie. Rares sont les cas où l'infection est assez intense pour avoir atteint silmultanément les deux trompes. Et encore, même dans ces derniers cas, les lésions sont le plus souvent prédominantes d'un côté, du moins au début.

De plus, ainsi que l'a déjà fait remarquer Lawson-Tait [2], notre statistique montre que la pyosalpingite forme le plus gros contingent des lésions nettement unilatérales.

Ainsi, dans 23 cas, les lésions étaient uniquement unilatérales, et dans la suite, les annexes de l'autre côté n'ont pas été atteintes, soit 40 pour 100.

Dans 15 cas, les lésions étaient uniquement unilatérales au moment de l'intervention, et ne sont devenues bilatérales que par la suite.

Dans 11 cas, les lésions étaient bilatérales au moment de l'opération, mais avec prédominance très nette

---

[1] Delbet, *Traité des suppurations pelviennes*, p. 38, Paris, 1891.

[2] Lawson Tait, *Americ. j. of Obst.*, 1887.

d'un côté. Dans la suite, 7 de ces cas ont fait des lésions identiques des deux côtés. Enfin, dans 8 cas seulement les lésions paraissaient aussi intenses d'un côté que de l'autre, si bien qu'on a dû intervenir des deux côtés.

Et à propos d'infection secondaire du côté opposé, nos visites des malades nous ont permis de faire une remarque intéressante. C'est que ce sont justement les femmes non mariées, menant une existence irrégulière, qui, bien qu'ayant au début une lésion unilatérale, ou du moins fortement prédominante d'un côté, arrivent à souffrir du côté opposé à l'intervention. Et cela se conçoit sans peine: guéries d'une première salpingite, elles arrivent à contracter une nouvelle infection de leur muqueuse utérine, infection se transmettant d'autant plus facilement à la trompe que celle-ci, par le fait d'une première atteinte, se trouve en état de moindre résistance. Si bien qu'à une femme chez laquelle, à un premier examen, on aura constaté uniquement des lésions unilatérales, il nous semble possible d'affirmer que son opération a des chances sérieuses de la guérir pour toujours, à condition qu'elle apporte des ménagements à sa santé.

*Les règles* ne paraissent guère avoir été influencées par l'ablation des trompes, même dans les cas de double salpingectomie. Elles seraient cependant plus régulières et moins abondantes qu'auparavant, surtout chez les malades auxquelles on a enlevé la totalité des annexes d'un côté. Dans les deux cas, où on a fait l'ablation totale des deux côtés, les règles sont, dans un cas, très irrégulières, très peu abondantes, mais non douloureuses. Dans l'autre cas, la malade opérée depuis six mois, n'a vu ses règles qu'une seule fois, et n'ayant duré qu'une journée et demie.

Chez les 53 malades que nous avons revues, nous notons *6 cas de fistule recto-vaginale*. Ces fistules ont guéri spontanément dans le laps de temps suivant : 2, 3, 5, 7 et 10 mois. Dans un de ces cas, nous n'avons eu des nouvelles de la malade que par ses voisines, et nous ne savons le temps qu'a mis sa fistule à s'oblitérer.

*Au point de vue de la guérison*, 29 de nos opérées ont été complétement et radicalement guéries, après une première intervention. 4 sont guéries après deux ou trois interventions, soit en tout 58,3 pour 100 de guérisons.

7 malades n'ont pas retiré un bénéfice considérable de leurs opérations, soit 12 pour 100.

Enfin 17 ont vu leur état fortement amélioré, soit 29 pour 100. Et sur ce nombre, 4 ont uniquement des règles douloureuses, 72 souffrent par intervalles, 4 du même côté, 8 du côté opposé.

Si nous voulons savoir maintenant *quelles sont les lésions qui guérissent le mieux*, nous voyons qu'il nous est impossible de répondre d'une façon absolue. Le pronostic futur ne dépend pas uniquement de la lésion elle-même. Il dépend, d'une part et surtout, de l'intervention qu'a subie la malade ; d'autre part, ainsi que nous l'avons fait remarquer, des soins ultérieurs qu'elle prend pour sa santé.

C'est ainsi que dans 33 cas où les adhérences n'étaient pas trop résistantes et où on a pu faire l'ablation totale de l'annexe ou des annexes malades, nous trouvons 22 guérisons radicales, soit 66,6 pour 100 ; un insuccès et 10 améliorations. Et enu      sur ces 10 malades améliorées, 8 souffrent du côté opposé.

Dans les 24 cas, où l'on a été forcé de faire du morcelle-

on de la tripsie, nous trouvons 9 guérisons, soit 37,5 pour 100, 7 insuccès et 8 améliorations.

Bien qu'on ne puisse, ainsi que nous l'avons dit, faire reposer le pronostic sur la nature des lésions, nous remarquons que ce sont les petits pyosalpinx unilatéraux et plus ou moins mobiles, les hématocèles rétro-utérines où on a enlevé la trompe, qui donnent le plus gros contingent de guérisons durables. Ainsi, pour 11 cas de petits pyosalpinx unilatéraux, nous trouvons 7 guérisons. Les 3 cas d'ablation de la trompe pour hématocèle rétro-utérine, cas que nous avons revus, ont tous trois absolument guéri.

Dans les cas où les douleurs ont persisté, elles nous semblent avoir été dues à plusieurs causes : soit, aux annexes de l'autre côté, qui étaient saines au moment de l'intervention et qui ne sont devenues malades que dans la suite, ou même, qui étaient assez peu atteintes au moment de l'opération, pour qu'on ait cru pouvoir les conserver ; soit, peut-être, à des brides cicatricielles douloureuses emprisonnant le moignon et l'utérus. Dans ces derniers cas, le massage et surtout la columnisation du vagin nous ont donné d'excellents résultats. Enfin, M. Goullioud nous a communiqué une observation (obs. XLII) où il s'était formé un petit pyosalpinx dans la portion interne de la trompe incomplétement enlevée.

OBS. I (due à M. Goullioud). — *Pyosalpinx gauche. Ablation par le vagin.*

Résultats éloignés : *Grossesse normale, il y a un an et demi. Depuis, résultat excellent.*

Femme V..., vingt-sept ans, souffre à gauche depuis sa seconde couche, il y a deux ans, mais la douleur est devenue plus aiguë depuis quelques semaines (mars 1892).

Les annexes droites semblent normales, mais à gauche, elles forment une masse du volume d'un œuf. Cas typique d'un petit pyosalpinx, qui ne semble pas assez développé pour être facilement opéré par la méthode Laroyenne. Contours nets. Utérus en place.

2 avril 1892. — M. Goullioud fait une incision transversale du Douglas au bistouri. On décolle les adhérences du pavillon. La masse est alors attirée dans le vagin où elle crève, en laissant écouler du pus crémeux.

15 octobre 1894. — Revient manifestement enceinte de trois mois. Utérus gros. Suppression des règles.

5 mai 1895. — M. le D<sup>r</sup> Grabinsky, de Villefranche, écrit que M<sup>me</sup> V... a accouché normalement, il y a trois semaines, d'une fille. Suites de couches ordinaires.

28 novembre 1897. — M<sup>me</sup> V... écrit à M. Goullioud qu'elle se porte très bien, ne souffre pas du ventre. N'a pas eu de nouvelle grossesse.

OBS. II (due à M. Goullioud). — *Pyosalpinx gauche. Extirpation par le vagin.*

Résultats éloignés : *Deux ans. Guérison.*

Femme G...., quarante-deux ans, mère de quatre enfants. Elle souffrait depuis dix ans, quand, il y a trois mois, son état est devenu plus aigu. Métrite hémorragique, datant de cette époque.

*Opération*, le 9 juin 1892. — Curetage et ablation par le vagin d'un petit pyosalpinx gauche qui reçoit le pouce dans sa cavité.

*Résultats éloignés*, 18 juillet 1894. — Va très bien. Règles non douloureuses durant huit jours. On ne sent rien à gauche; à droite, un peu de sensibilité provoquée par quelques brides, mais pas de masse de salpingo-ovarite.

**OBS. III** (due à M. Goullioud). — *Salpingo-ovarite gauche.* — *Ablation des annexes gauches.*

RÉSULTATS ÉLOIGNÉS : *Deux ans et demi. Guérison.*

Femme O. O..., vingt-neuf ans, nullipare, malade depuis trois ans, c'est-à-dire depuis son mariage.

Le 17 juin 1892, M. Goullioud enlève l'ovaire et la trompe gauches, agglutinés en masse.

22 novembre 1892. — Très bon résultat. A repris son travail complétement et sans fatigue.

Au toucher, cicatrice souple, sans plastron. Côté droit également souple et indolore.

*Résultats éloignés*, 23 avril 1894. — Depuis quelques jours se plaint du côté droit. Ne souffre plus à gauche. On prescrit 3 topiques à huit jours d'intervalle et à droite. Repos au lit.

18 juillet 1894. — A mis en avril les topiques et s'est reposée. Depuis, va très bien.

**OBS. IV** (due à M. Goullioud). — *Salpingite gauche.* — *Extirpation par le vagin de la trompe gauche kystique.*

RÉSULTATS ÉLOIGNÉS : *Quatre ans. — Guérison locale. — Troubles nerveux.*

Jeanne D..., dix-huit ans, non mariée, souffre depuis un an. Salpingite gauche, probablement d'origine blennorragique. Rien d'appréciable à droite.

26 juillet 1892. — Opération assez difficile, car il s'agit d'une pyo-salpingite fixée contre la face postérieure de la paroi abdominale, chez une femme nullipare. Trompe ayant le volume d'un œuf de poule, une longueur de 10 centimètres ; fusion du pavillon avec l'ovaire.

22 novembre 1892. — Très bon résultat. La malade a repris son travail. Cicatrice gauche souple. Rien à droite.

*Résultats éloignés*, 18 juillet 1894. — Mariée en avril 1893.
Va très bien, ne souffre ni à droite, ni à gauche. Menstruation
régulière, peu abondante, légèrement douloureuse.

28 janvier 1896. — Allait très bien, jusqu'à il y a deux ou trois
mois. Depuis, apparition dans le même mois de deux ou trois
petites pertes. Ballonnement du ventre; troubles digestifs; troubles
nerveux accentués, sans crises véritables, avec petits spasmes de
la mâchoire.

Au point de vue génital, rien du côté des annexes; peut-être
quelques brides à droite.


OBS  V. — *Salpingo-ovarite double enkystée. — Ponction.—
Débridement. — Ablation totale des annexes des deux
côtés.*

RÉSULTATS ÉLOIGNÉS : *Quatre ans et cinq mois. — Guérison
parfaite.*


M. G..., vingt-cinq ans. Deux enfants, le dernier il y a six ans.

Depuis deux ans, douleurs presque constantes dans le bas-ventre,
exaspérées par rapports sexuels, fatigues. Menstruation douloureuse.

Entrée le 9 mai 1893. — Le toucher vaginal fait percevoir une
collection dans le Douglas et les culs-de-sac latéraux, douloureuse
surtout en deux points, situés à droite et à gauche de l'utérus.

On prescrit le repos et des topiques.

Puis le 24 mai on se décide à intervenir.

Ponction avec trocart Leroyenne et débridement en arrière et
un peu à gauche. Issue d'une grande quantité de liquide séro-purulent. Le doigt introduit dans l'orifice sent une deuxième poche que
l'on ponctionne et qui fait sourdre quelques cuillerées de liquide
franchement purulent. On attire alors facilement les parois de
cette deuxième poche et on les enlève après avoir appliqué une
pince.

Les annexes du côté droit sont également enlevées de la même
façon.

A. D.

*A l'examen macroscopique*, les trompes présentent les mêmes lésions des deux côtés ; elles sont épaissies, dilatées et tapissées d'un enduit purulent.

Les ovaires contiennent de petits kystes, de nombreux infarctus avec de petits noyaux purulents et une sclérose manifeste.

La malade a eu pendant huit jours une poussée de péritonisme avec température élevée (autour de 40 degrés).

Elle sort le 22 juin, en bon état.

*Résultats éloignés*, 30 septembre 1897. — Le résultat excellent s'est maintenu parfait depuis son opération.

Ses règles sont très irrégulières, abondantes, non douloureuses.

La malade a toujours travaillé depuis.

Elle a quelques malaises d'estomac, quelques bouffées de chaleur surtout le soir.

*Examen.* — Culs-de-sac non douloureux. Un peu d'empâtement à gauche.


OBS. VI. — *Annexite double enkystée.* — *Ablation par morcellement de la trompe droite.* — *Ovariotripsie gauche.*

Résultats éloignés : *Quatre ans et trois mois.* — *Amélioration légère.*


A. A. ., vingt-six ans, lingère, Dijon. Bonne santé habituelle. Deux accouchements normaux.

Une fausse couche de deux mois, il y a huit mois, à la suite de laquelle apparurent les douleurs dans le bas-ventre.

Entre le 4 août 1893.

*Au toucher.* — Grosse collection dans le Douglas.

Le 5 août, ponction et débridement du cul-de-sac postérieur. Issue d'un liquide séreux. Par l'orifice et avec une pince en cœur, on essaie d'attirer les *annexes gauches.* La trompe gauche semble très adhérente, on dilacère simplement l'ovaire gauche.

*A droite,* assez haut, on sent une petite masse arrondie que l'on prend pour l'ovaire ; on l'extirpe et on s'aperçoit que c'est une portion de la trompe dilatée.

A la suite, légère élévation de la température.

La malade, peu docile, quitte le service dix jours après. Elle a refusé de laisser dilater son trajet qui s'était presque fermé.

*Résultats éloignés*, 30 septembre 1807. — La malade est partie depuis trois mois pour Dijon ; nous n'avons pu la revoir, mais ses voisins nous affirment qu'au moment de son départ, elle avait continué à souffrir et qu'elle était fréquemment obligée de garder le lit. Elle ne voulait pas cependant affronter une nouvelle opération.


OBS. VII. — *Salpingo-ovarite gauche. — Ponction. — Ablation de la plus grande partie des annexes gauches.*

Résultats éloignés : *Quatre ans et un mois. — Amélioration pendant deux ans. — Depuis nouvelle opération. — Laparotomie.*


M. B..., trente-six ans, Mâcon, entrée à la Charité le 19 septembre 1893.

Un enfant, il y a un an ; une fausse couche d'un mois et demi, il y a deux mois. C'est depuis cette époque que la malade a toujours souffert de douleurs vives dans le bas-ventre.

*A son entrée*, masse volumineuse dans le cul-de-sac gauche.

19 septembre. — Ponction donnant issue à du pus. Débridement.

9 décembre. — Depuis sa ponction, la malade a continué à souffrir beaucoup. Après anesthésie, on fait le débridement de l'orifice de la ponction. On atteint les annexes gauches qui sont très volumineuses. On réussit à attirer et à extirper un fragment important de trompe très dilatée. L'ovaire n'étant pas isolable, on est contraint, après de vaines tentatives, de le laisser en place, de le dilacérer et d'appliquer sur lui une pince à compression.

13 décembre. — On enlève l'éponge. La malade étant très pusillanime, on l'endort. On profite de l'anesthésie pour enlever un fragment de trompe congestionnée et très dilatée que l'on trouve dans la poche.

*Résultats éloignés*, 30 octobre 1807. — La malade n'a pu être revue à son domicile, ayant changé de ville, mais une de ses amies qui l'a revue plusieurs fois nous raconte qu'après un calme de deux ans environ, la malade a recommencé à souffrir du ventre. Elle a dû, dans la ville (Mâcon) où elle est installée actuellement, se faire opérer de nouveau (laparotomie). Actuellement, elle irait bien.

**OBS. VIII (1 thèse Chatelus).** — *Salpingo-ovarite kystique à droite.* — *Ablation de l'ovaire droit.*

RÉSULTATS ÉLOIGNÉS : *Trois ans et huit mois.* — *Guérison.* — *Bon état.*

R. M..., vingt-neuf ans, ourdisseuse. Une couche, il y a six ans, à la suite de laquelle la malade a dû rester cinq mois au lit. Une autre, il y a quatre ans, sans incident.

Menstruation régulière, peu abondante, non douloureuse.

Il y a un an, les règles deviennent moins abondantes, en même temps que surviennent par intervalles quelques douleurs dans le bas-ventre, surtout à gauche. Ces douleurs ont été calmées par l'emploi répété des révulsifs.

Actuellement, la malade souffre surtout à droite.

Entrée, le 27 mars 1894.

La malade étant anesthésiée, on sent dans le cul-de-sac droit une petite masse de la grosseur d'une grosse noix, accolée à l'utérus et semblant faire corps avec lui.

*Opération*, le 28 mars. — On ponctionne et on débride la petite masse. Issue d'un peu de liquide séro-sanguinolent.

Par le doigt introduit, on sent un ovaire dur, sclérosé. On le pédiculise assez péniblement et on l'enlève.

L'ovaire est examiné avec soin : il est dur, scléreux, présentant à son intérieur une petite cavité kystique et ne renferme presque plus de tissu ovarien.

*Résultats éloignés*, 8 novembre 1897. — Revue à son domicile, la malade a eu pendant un an après son opération quelques douleurs légères. Depuis, elle n'a jamais plus souffert.

Règles un peu diminuées.

L'examen local n'a pas été fait.

OBS. IX (publiée par Condamin).

1<sup>er</sup> séjour (avril-mai 1804). — *Périmétro-salpingite.* — *Pelvipéritonite enkystée.* — *Salpingo-ovariotripsie.*

2<sup>e</sup> séjour (février 1806). — *Pelvi-péritonite enkystée.* — *Réaction de péritonisme.* — *Ponction.* — *Débridement.*

3<sup>e</sup> séjour (août 1807). — *Nouvelle poussée de pelvi-péritonite.* — *Ponction.* — *Débridement.*

ACTUELLEMENT (novembre 1897). — *État satisfaisant.* — *Quelques douleurs après fatigues.*

M. M..., trente ans. Une fausse couche, il y a six ans. Quelques mois après, douleurs dans le bas-ventre, traitées et guéries par repos et révulsion.

1<sup>er</sup> *séjour*, entrée le 24 avril 1804. — Les douleurs vives ont débuté, il y a six semaines, dans le bas-ventre, avec des nausées et un peu de fièvre.

A son arrivée, adynamie assez marquée.

*Au toucher.* — Grosse collection du cul-de-sac postérieur ayant même dédoublé la paroi recto-vaginale sur une certaine étendue,

*Opération*, le 25 avril. — Ponction, débridement. Issue d'un bon verre de liquide citrin. Le doigt introduit dans l'orifice rompt quelques loges secondaires et trouve un gros paquet adhérent à la partie postéro-supérieure de la collection. Ne pouvant l'extraire en totalité, on en fait le morcellement, retirant la plus grande partie de cette masse, constituée par les ovaires et les trompes agglutinés.

*Suites* simples, un peu d'élévation de température (39°5) le deuxième jour, disparaissant après l'ablation de l'éponge.

15 mai 1804. — La malade sort souffrant toujours un peu pendant la marche. Culs-de-sac indurés. Utérus fixé,

2<sup>e</sup> *séjour*, entrée le 12 février 1806. — Pendant cet intervalle, elle a été à peu près bien, obligée cependant à de sérieux ménagements.

Elle rentre aujourd'hui avec un état général grave. Péritonisme.

*Au toucher.* — Collection volumineuse du Douglas.

Ponction, débridement. Issue d'un bon verre de liquide citrin.

20 février 1896. — La malade sort : utérus fixé. État général peu brillant. Sommets douteux.

*3ᵉ séjour,* août 1897. — La malade rentre pour des phénomènes identiques à ceux qui ont motivé son 2ᵉ séjour.

Collection volumineuse du Douglas. Ponction. Débridement.

30 septembre 1897. — Revue à la clinique, la malade souffre toujours un peu après une marche un peu longue.

Règles abondantes et douloureuses.

Utérus fixé en arrière.

OBS. X (avril 1894). — *Pyosalpinx droit. — Ponction. — Débridement.*

Octobre 1894. — *Pyosalpinx gauche. — Ponction. — Débridement. — Ablation de la trompe gauche.*

Résultats éloignés : *Trois ans et un mois. — Guérison. — Légères douleurs à droite, au moment des règles.*

A. G..., vingt-cinq ans, couturière. Pas d'accouchements, ni de fausse couche. Pas de blennorragie, jamais de douleurs pendant la miction. Menstruation régulière.

En avril 1894, la malade ressent des douleurs dans le ventre. Température, malaise. Elle entre à la Charité ; on trouve un pyosalpinx droit. Ponction, débridement simple. Elle reste huit jours à la Charité.

Rentre le 18 octobre 1894 pour des douleurs identiques aux précédentes, mais cette fois-ci à gauche.

*Au toucher.* — Petit pyosalpinx de la grosseur d'un œuf d'oiseau, fluctuant et douloureux.

*Opération,* le 20 octobre. — Ponction et débridement du petit pyosalpinx.

On enlève la totalité de la trompe gauche.

A la suite, poussée de péritonisme. T. = 40°8. Météorisme ayant cédé le quatrième jour après deux pansements.

*Résultats éloignés*, 28 février 1895. — La malade est venue à la consultation, c'est-à-dire quatre mois après son opération. Elle est très satisfaite.

On note, du côté où on a fait la ponction simple, à droite, des masses indurées, mais non douloureuses. A gauche, tout va bien.

8 novembre 1897. — La malade nous écrit qu'elle est très satisfaite du résultat de ses deux opérations. Elle peut travailler, mais sans se fatiguer beaucoup. Quelques jours avant ses règles, elle sent quelques picotements dans le côté droit, l'obligeant à beaucoup de ménagement. Les règles elles-mêmes ne sont pas douloureuses.


OBS. XI (II, th. Châtelus). — *Collection du cul-de-sac de Douglas. — Ponction et débridement à gauche. — Salpingo-ovariotripsie droite.*

RÉSULTATS ÉLOIGNÉS: *Trois ans et quatre mois. — Amélioration. — Souffre toujours par intervalles.*


L. R...., vingt-deux ans, gantière, habitant Saint-Étienne. Pas d'accouchement, ni de fausse couche. Menstruation régulière.

A eu probablement, il y a deux ans, une blennorragie et à la suite une métrite. Depuis lors, douleurs continues plus ou moins vives dans le bas ventre.

Entrée le 21 juin 1894. — Utérus petit, peu mobile. Collection volumineuse occupant les culs-de-sac postérieur et latéral gauche.

*Opération*, le 22 juin. — Ponction et débridement un peu à gauche d'une collection purulente, à parois dures et épaissies, dont on n'essàye pas de faire l'ablation. Par l'orifice, le doigt sent la masse des annexes droites adhérentes. On enlève la totalité de l'ovaire droit, augmenté de volume et scléro-kystique.

La trompe droite est enlevée par morcellement.

Suites simples. La malade sort le 13 juillet, en bon état.

Toucher et palper non douloureux.

*Résultats éloignés*, 3 novembre 1897. — La malade ne vient justement de partir, la veille, pour habiter Saint-Etienne. Sa propriétaire nous dit qu'elle avait continué à se plaindre de souffrir dans le ventre. Elle aurait même témoigné plusieurs fois l'intention de se faire opérer de nouveau. Elle mène d'ailleurs une vie peu régulière.


OBS. XII. — *1er séjour, août 1894. — Pyosalpinx gauche. — Ponction simple. — Débridement. — Fistule recto-vaginale ayant duré trois mois.*

*2e séjour, octobre 1896. — Collection à droite. — Incision aux ciseaux du Douglas. — Ablation de la trompe droite.*

ACTUELLEMENT, novembre 1897. — *Guérison. — La mobilisation de l'utérus est un peu douloureuse.*


D... Fanny, dix-neuf ans, couturière.

Réglée à quinze ans, irrégulièrement. Pertes blanches abondantes.

Entrée le 1er août 1894. — La malade accuse des douleurs dans le bas ventre depuis quatre semaines seulement. Leur début a coïncidé avec la cessation des dernières règles. Douleurs continues, augmentant par intervalles, s'irradiant dans les cuisses.

*Examen local.* — La malade étant endormie, on sent à gauche et empiétant dans le Douglas une masse du volume d'une mandarine, paraissant avoir des parois épaisses.

3 août. — Ponction et débridement. Quelques gouttes de pus. L'exploration démontre une cavité à parois épaisses. Eponge.

20 août. — Fistule recto-vaginale. Les matières fécales passent aujourd'hui pour la première fois par le vagin.

20 septembre. La malade sort. Elle ne souffre plus. Les matières passent toujours abondamment par le vagin et déterminent des excoriations. Elle en est très affectée.

*2e séjour*, 15 octobre 1896. — La malade revient. Sa fistule rectale a guéri au bout de trois mois. Elle a été bien jusqu'à il y a trois semaines où les douleurs ont reparu, très violentes depuis deux jours, à droite.

*Examen.* — A gauche, des brides cicatricielles, avec empâtement. A droite, collection très nette et très douloureuse, de forme arrondie.

18 octobre 1896. — Incision aux ciseaux du Douglas. Ablation d'un kyste hématique de l'ovaire à droite. Ablation de la trompe droite. Sortie le 30 octobre 1897.

*Résultats éloignés*, 23 novembre 1897. — Nous revoyons la malade dans le service. Elle est très contente du résultat de son opération et compte se marier prochainement. Pertes blanches abondantes. Menstruation irrégulière, mais non douloureuse. Légère cuisson parfois en urinant. Constipation opiniâtre.

*Toucher.* — Utérus fixé en arrière. La mobilisation est douloureuse. Les culs-de-sac sont empâtés et douloureux à la pression. Nous lui proposons la columnisation que la malade refuse pour des raisons particulières.


OBS. XIII. — *Pyosalpinx gauche. — Ponction. — Débridement. — Ablation par morcellement de la trompe gauche. — Fistule recto-vaginale, ayant duré cinq mois.*

RÉSULTATS ÉLOIGNÉS : *Trois ans. — La malade a eu deux nouvelles collections qu'on a simplement ponctionnées en avril 1896 et juin 1897.*

*Actuellement, ne souffre pas du ventre.—Vapeurs dans la tête. — Névropathie. — Irritabilité du caractère.*


B., femme M..., quarante et un ans, place Tolozan. — Menstruation régulière. — Un enfant, vivant, il y a vingt-six ans. — Il y a huit ans, s'est donné un coup à gauche, et a commencé à souffrir. Il y a un mois, ces douleurs deviennent plus vives; elle cesse tout travail.

Entrée le 1er septembre 1894. — Petit pyosalpinx très douloureux de la grosseur d'une mandarine, à gauche.

*Opération*, le 5 septembre. — Ponction, débridement.

La trompe gauche est adhérente; on l'enlève par morcellement.

8 septembre. — Fistule recto-vaginale.

*Résultats éloignés*, 23 septembre 1897. — La malade revient à la clinique. Après son opération, elle a été bien pendant un an. Sa fistule a guéri spontanément au bout de cinq mois.

En avril 1896, abcès du côté droit, plus gros que le premier, ouvert par le vagin (Croix-Rousse).

En juin 1897, nouvel abcès à droite, ouvert de même.

Aujourd'hui la malade va bien, ne souffre pas du ventre.

Les règles sont supprimées. Elle se plaint de vapeurs dans la tête, d'irritabilité du caractère.

L'utérus est mobile, en bonne position.

Dans le cul-de-sac postérieur, empâtement dû aux cicatrices anciennes. Légère douleur à la pression. Columnisation.

OBS. XIV. — *Petit pyosalpinx gauche. — Ponction et débridement. — Ablation de la trompe gauche par morcellement.*

Résultats éloignés : *Trois ans et un mois. — Guérison. Excellent état.*

C..., femme F..., vingt-huit ans. Deux accouchements normaux, le dernier il y a huit ans.

Menstruation régulière.

Il y a trois semaines, à la fin d'une période menstruelle, douleurs abdominales devenant de plus en plus vives et l'ayant obligé à cesser son travail il y a trois jours.

Entrée le 16 octobre 1894. — Les douleurs ont été un peu calmées par le repos au lit.

*Au toucher.* — Masse bosselée de la grosseur d'une mandarine dans le cul-de-sac postérieur et à gauche.

*Opération*, le 16 octobre. — Ponction et débridement de la petite masse. Quelques cuillerées de pus. On enlève par morcellement les parois de la trompe gauche. Suites très simples.

*Résultats éloignés*, 8 novembre. — Revue à son domicile, la

malade est parfaitement guérie. Elle n'a plus du tout depuis souffert du ventre.

Menstruation régulière, non douloureuse.

État général excellent. La malade travaille beaucoup.


OBS. XV (X, thèse Châtelus). — *Pyosalpinx gauche.* — *Ponction.* — *Débridement.* — *Ablation de la trompe gauche.*

RÉSULTATS ÉLOIGNÉS : *Trois ans.* — *Guérison parfaite.*


H... M., trente et un ans, rue Molière. Deux accouchements normaux, le dernier il y a cinq ans. Pas de fausse couche.

Menstruation régulière jusqu'à il y a six semaines où elle a
commencé à perdre en petite quantité irrégulière.

Les douleurs ont apparu dans le côté gauche il y a quinze jours.

Entrée le 20 décembre 1894. — Petite masse de la grosseur
d'une mandarine dans le cul-de-sac gauche, bien mobile, non fluctuante. Utérus repoussé à droite.

Le 5 janvier 1895, on ponctionne et débride la tumeur. Liquide
louche.

La trompe est enlevée facilement. Suites simples.

*Résultats éloignés*, 30 septembre 1897. — Revue à son domicile, la malade est enchantée de son opération. Elle a ressenti quelques picotements pendant quelque temps après son opération ;
depuis plus rien.

Menstruation régulière, non douloureuse. Rapports sexuels non
douloureux.


OBS. XVI (IX, thèse Chatelus). — *Salpingite gauche.* —
*Ponction.* — *Ablation directe de la trompe gauche.*

RÉSULTATS ÉLOIGNÉS : *Deux ans et neuf mois.* — *Guérison
parfaite.*


R... J., femme A..., trente-trois ans, cours Lafayette. Réglée à
seize ans. Menstruation douloureuse, longue et abondante. Trois
accouchements normaux et deux fausses-couches.

Depuis un mois, douleurs dans les reins et le ventre, obligeant la malade à garder le lit.

Entrée le 29 décembre 1804. — Utérus horizontal, et attenant à lui, et à gauche, une masse mobile douloureuse, probablement une trompe.

31 décembre 1804. — Ponction. Liquide séro-sanguinolent, pas de pus. On enlève une trompe fongueuse grosse comme le petit doigt, et très friable.

18 février 1805. — Règles ont été complètement indolores. État général excellent.

*Résultats éloignés,* 30 septembre 1807. — Revue à son domicile, nous offre un type parfait de guérison. Elle a toujours été très bien depuis. La menstruation est parfaitement régulière, non douloureuse. Coït facile. La malade, couturière, pique à la machine sans aucun inconvénient.


OBS. XVII. — *Petit pyosalpinx gauche.* — *Ablation de la trompe gauche.*

Résultats éloignés : *Deux ans et demi. — Guérison parfaite.*


G..., femme C..., trente ans, rue Rabelais. — Une fausse couche de quatre mois, il y a deux ans.

Depuis, douleurs légères et, par intervalles, dans le bas-ventre et les reins. Menstruation régulière et peu abondante.

Douleurs plus vives, il y a huit jours, avec anorexie et un peu de fièvre.

Entrée le 7 janvier 1805. — Petit pyosalpinx gauche, de la grosseur d'une mandarine, fluctuant, mobile.

*Opération.* le 8 janvier. — Ponction. Débridement. Quelques cuillerées de sang et de pus.

La trompe se décortique très bien. Elle est attirée dans le vagin et réséquée.

Suites très simples. La malade sort le 25 janvier.

On ne ressent rien d'anormal au toucher.

*Résultats éloignés*, 6 juillet 1897. — Revue à son domicile. L'état excellent s'est toujours maintenu. La malade n'a plus jamais souffert. Pas de douleurs au moment des rapports conjugaux.

Règles comme auparavant, non douloureuses.

*A l'examen*, utérus en rétroversion légère. Culs-de-sac souples. On ne sent plus la trace de l'ancienne ponction.

OBS. XVIII (XIV, thèse Chatelus). — *Salpingo-ovarite suppurée. — Ponction et débridement. — Ablation totale de la trompe et ovaire gauches.*

RÉSULTATS ÉLOIGNÉS : *Deux ans et huit mois. — Guérison complète. — Excellent état.*

Femme B... L., quarante et un ans, ménagère, rue Pierre-Corneille. Deux accouchements normaux.

Règles régulières, mais très abondantes (huit à dix jours), non douloureuses.

Entrée à la Charité, le 17 janvier 1895. — Les dernières règles se sont arrêtées brusquement, il y a huit jours. Depuis, douleur abdominale, sourde à gauche.

La veille, les douleurs ont revêtu un caractère intense, et ont cessé au bout d'une heure environ.

A son entrée, les douleurs intenses ont reparu. Nausées sans vomissements.

*A l'examen*, on constate dans le cul-de-sac gauche, et un peu en arrière, une tuméfaction fluctuante, très douloureuse, du volume d'une orange moyenne.

*Opération*, le 17 janvier 1895. — Ponction et débridement Laroyenne. Il sort un verre à liqueur de pus. On arrive sur la trompe gauche, qu'on décolle assez facilement, et qu'on enlève, ainsi que l'ovaire gauche.

La trompe est le siège de lésions inflammatoires, dilatée, à parois boursouflées et épaissies.

L'ovaire, du volume d'une noix, est bourré de petits abcès kystiques.

15 février 1895. — Suites très simples. La malade quitte le service en excellent état. Le trajet fistuleux est fermé. Pas de douleur à la pression. Les culs-de-sac sont relativement souples.

La marche n'est pas douloureuse.

*Résultats éloignés*, 10 décembre 1895. — La malade va très bien, travaille sans aucune douleur. État général excellent.

6 juillet 1897. — Revue à son domicile. Le résultat excellent s'est maintenu. La malade est très satisfaite du résultat de son opération.

Les règles sont irrégulières, la malade approchant de la ménopause, moins abondantes qu'auparavant, mais plus traînantes.

Parfois, quelques légers picotements sans importance du côté droit.

*A l'examen*, utérus en bonne position. Culs-de-sac absolument souples, non douloureux.

A droite, on ne sent rien de suspect.


OBS. XIX (XVI, thèse Chatelus). — *Annexite double. — Pyosalpinx gauche. — Ponction, Debridement. — Ablation de la trompe gauche.*

RÉSULTATS ÉLOIGNÉS : *Deux ans et huit mois. — Amélioration considérable. — Quelques douleurs légères à droite.*


U... E., vingt-six ans, employée de commerce. Blennorragie il y a huit mois : à la suite, pertes blanches et douleurs dans le ventre, ayant été très vives pendant une huitaine de jours, puis étant devenues plus sourdes, et seulement après une journée de fatigues.

Il y a trois semaines, les douleurs ont repris une certaine intensité, surtout à gauche. On lui fait deux séances de colmmnisation.

Au toucher, utérus en rétroversion. A gauche, petite tumeur de la grosseur d'une mandarine, peu douloureuse, mobile.

*Opération*, le 18 mars 1895. — Ponction. Débridement. Quelques cuillerées de pus.

On enlève, par morcellement, la totalité de la trompe gauche, dont les parois sont épaissies et recouvertes d'un enduit purulent. Suites très simples.

On fait dans la suite de la columnisation à la malade avant de lui mettre un pessaire Hodge.

*Résultats éloignés*, 8 novembre 1897. — Revue à son domicile, la malade est satisfaite du résultat de son opération.

Quelques douleurs, après une journée de fatigue, et au moment de ses règles, principalement à droite.

Elle n'a jamais porté de pessaire.

*Examen local.* — Pas fait.

OBS. XX. — *Salpingite gauche.* — *Ponction. Débridement.* — *Ablation de la trompe gauche par morcellement.*

RÉSULTATS ÉLOIGNÉS : *Deux ans et demi.* — *Guérison.*

D... M., vingt-trois ans, couturière. Un accouchement, il y a quatorze mois. Réglée à quatorze ans, toujours régulièrement, jusqu'à sa couche; depuis, menstruation irrégulière et abondante. Depuis trois semaines, douleurs continues dans le bas-ventre, augmentant par accès, exaspérées par la marche.

Entrée le 25 avril 1895. — État général affaibli. T. = 39°8.

A gauche, tuméfaction dure et douloureuse.

*Opération*, le 20 avril 1895. — Ponction, débridement à gauche. Pas de pus. On pénètre dans une poche à parois épaisses. On enlève la trompe gauche par morcellement. Suites simples. Sortie le 7 mai.

16 mai 1895. — Pas d'empâtement du côté opéré. La malade est contente, va très bien, a repris des forces. Les règles sont revenues, normales, non douloureuses. L'orifice de la ponction est fermée.

*Résultats éloignés*, 30 novembre 1897. — Revue à son domicile. La malade n'a plus jamais souffert. Règles normales, non douloureuses.

OBS, XXI. — *Salpingo-ovarite gauche. — Ponction. — Débridement. — Ablation des annexes gauches.*

RÉSULTATS ÉLOIGNÉS : *Deux ans et demi. — Amélioration. — Souffre par intervalles.*

Marguerite M..., vingt-trois ans. — Un accouchement normal, il y a cinq ans.

Menstruation irrégulière, non douloureuse.

Blennorragie, il y a cinq mois ; à la suite, quelques douleurs dans le bas-ventre, plus vives depuis un mois. Pertes sanguines peu abondantes, mais continues depuis huit jours.

Entrée le 15 mai 1895. — Aspect anémié. Quelques douleurs en urinant.

Au toucher, à gauche et en arrière, petite tumeur bosselée, très douloureuse à la pression.

*Opération* le 10 mai 1895. — Ponction et débridement. liquide louche.

On attire et on résèque la trompe et l'ovaire gauches. La trompe distendue contenait beaucoup de caillots.

A la suite, la malade a eu pendant deux jours une poussée de température (40 degrés), ayant tombé après l'ablation de l'éponge.

*Résultats éloignés*, 8 novembre 1897.— N'a pu être retrouvée. Cependant, son ancienne propriétaire, qui la revoit fréquemment, nous assure qu'elle souffre toujours du ventre. Ell a pris de l'embonpoint.

Elle est d'ailleurs classée sur le registre de la police des mœurs.


OBS. XXII. (Juin 1895). — *Annexite gauche. — Révulsifs. — Columnisation. — Soulagement.*
Novembre 1895. — *Douleurs plus vives. — Ouverture du Douglas aux ciseaux. — Ablation par morcellement de la trompe et ovaire gauches, très adhérents.*

RÉSULTATS ÉLOIGNÉS : *Deux ans. — La malade souffre toujours*

*beaucoup. — Brides nombreuses. — Ouverture du Douglas,*
*pour tâcher de les rompre.*

J. .., Marie, dix-neuf ans, couturière. — Menstruation régulière
et douloureuse. Pas d'accouchement ni fausse couche.

Il y a deux ans, métrorragies répétées pour lesquelles, on lui
aurait fait deux curetages. État général médiocre. Ganglions
suppurés de l'aisselle.

Entrée le 1ᵉʳ juin 1895. — Elle rentre pour de vives douleurs
à gauche.

La trompe se sent bien, douloureuse au toucher. Nombreuses
brides autour de l'utérus, l'immobilisant en rétroversion.

Rien à droite.

Révulsion. Trois columnisations qui soulagent la malade et mo-
bilisent un peu l'utérus.

La malade sort le 2 juillet.

*Nouveau séjour* le 8 novembre 1895. — La malade, souffrant
toujours, revient à la Clinique. Les lésions sont les mêmes que pré-
cédemment.

9 novembre. — Ouverture du Douglas aux ciseaux. On s'efforce
d'extirper les annexes gauches. Ce décollement est rendu très difficile par de nombreuses adhérences entéro-épiploïques. On ne peut
enlever qu'une portion de la trompe et le quart environ de
l'ovaire.

*Résultats éloignés,* 3 novembre 1897. — La malade a été relativement bien pendant dix-huit mois. Elle s'est mariée il y a huit
mois, mais depuis trois mois les douleurs, toujours à gauche, sont
devenues insupportables.

Elle rentre de nouveau à la clinique.

Toucher très douloureux. Brides nombreuses dans le cul-de-
sac gauche, et fixant l'utérus en arrière. L'une cloisonne presque
le cul-de-sac postérieur.

*Opération* le 5 novembre. — Ouverture du Douglas aux
ciseaux et on essaie de rompre les brides. Éponge.

28 novembre. — La malade se dit bien améliorée.

OBS. XXIII. — *Salpingo-ovarite droite enkystée. — Salpingite gauche. — Ponction et débridement. — Ablation de la trompe et ovaire droits. — Ablation de la trompe gauche.*

RÉSULTATS ÉLOIGNÉS : *Deux ans et trois mois — Guérison parfaite.*

R..., femme B..., vingt-quatre ans, bichonneuse, rue Duguesclin. Un enfant mort, une fausse couche de cinq mois, il y a treize mois. Réglée à quinze ans. Menstruation régulière, non douloureuse.

Entrée le 27 juin 1895. — Douleurs ont débuté il y a huit jours, à la fin des règles, assez vives pour obliger la malade à se coucher, s'irradiant dans les cuisses et les reins.

Au toucher, collection déprimant le cul-de-sac latéral droit. A gauche, on sent la trompe épaissie.

*Opération* le 28 juin. — Ponction et débridement à droite. Issue d'un liquide citrin. Le doigt crève alors une deuxième poche, à contenu séro-purulent. La trompe et l'ovaire droits sont enlevés facilement. Par le même orifice, le doigt attire la trompe gauche et en enlève la plus grande partie.

Suites simples. La malade sort le 16 juillet en bon état.

27 juillet 1895. La malade revient se montrer. Elle va très bien, il ne reste plus qu'un petit trajet de 2 centimètres de profondeur.

*Résultats éloignés,* 30 septembre 1897. — Au moment où nous nous présentons à son domicile, notre ancienne opérée est à sa journée. Son mari nous remercie chaleureusement de l'intervention qui a complètement guéri sa femme. Elle n'a plus du tout souffert depuis son opération. Menstruation régulière, durant très peu, non douloureuse. Rapports sexuels faciles. Quelques troubles de la digestion.

OBS. XXIV. — *Salpingo-ovarite enkystée dans un foyer de
pelvi-péritonite. — Ponction, débridement. — Ablation
totale des annexes gauches.*

RÉSULTATS ÉLOIGNÉS : *Deux ans et deux mois. — Guérison
parfaite.*

Ch..., femme F...., vingt et un ans, couturière. Une fausse couche il y a trois ans. Un accouchement normal il y a deux ans.
Réglée à seize ans, toujours irrégulièrement, tous les deux ou
trois mois. Leucorrhée abondante. Les douleurs ont débuté, après
son accouchement, plus ou moins vives, mais insupportables depuis
quinze jours, la privant même de sommeil, s'irradiant dans les
lombes et l'épigastre. Légère cuisson à la miction.

Entrée le 1ᵉʳ septembre 1895. — Utérus dévié à droite. A
gauche, tumeur d'un volume d'une mandarine, mobile, très fluctuante, douloureuse à la pression.

*Opération*, le 5 septembre. — Ponction, débridement de la
masse. Issue de liquide séro-hématique. Par le toucher, on sent
une deuxième poche que l'on ponctionne. Un peu de pus. Les annexes gauches sont flottantes et facilement enlevées.

15 septembre 1895. — La malade sort. Etat général bon.

*Résultats éloignés*, 23 novembre 1897. — Nous avons revu la
mère de notre ancienne opérée, celle-ci étant à son travail. Elle
nous dit que sa fille est enchantée du résultat opératoire, n'a plus
jamais souffert du ventre. Les règles sont toujours très irrégulières, mais non douloureuses.


OBS. XXV. — *Hématocèle rétro-utérine. — Ponction, débridement. — Ablation à la cuiller de caillots sanguins. —
Extraction par morcellement de la trompe et ovaire droits.*

RÉSULTATS ÉLOIGNÉS : *Deux ans. — Guérison parfaite.*

J..., M.-A., trente-quatre ans, corsetière, rue Vendôme. Un
accouchement normal il y a cinq ans. Menstruation régulière.

L'affection actuelle a débuté il y a treize jours, par des points très violents dans le bas-ventre. Les règles qui venaient de passer, se sont montrées de nouveau et ont persisté en petite quantité.

Les douleurs sont très vives, survenant par crises.

Entrée le 25 septembre 1895. — Col remonté et immédiatement derrière la symphyse. Dans le Douglas qui est abaissé et fortement déprimé, masse légèrement fluctuante, douloureuse à la pression. Par le palper, on sent une masse occupant tout l'hypogastre et s'étendant de chaque côté. Elle remonte à deux travers de doigt au-dessous de l'ombilic. Matité.

*Opération*, le 27 septembre. — Ponction-débridement. On enlève à la cuiller de nombreux caillots. Ablation par morcellement de la trompe et de l'ovaire droits.

Suites simples. — La malade part le 15 octobre 1895.

*Résultats éloignés*, 9 juillet 1897. — Au moment où nous nous présentons chez elle, notre ancienne malade est à sa journée, dans un atelier de corsets. Les voisines nous disent qu'elle est complètement guérie, et enchantée du résultat de son opération. Elle n'a jamais, depuis deux ans, manqué une seule journée, pique à la machine. Mariée depuis un an, pas de grossesse.


OBS. XXVI. — *Pyosalpinx gauche. — Ponction et débridement. — Ablation de la plus grande partie de la trompe
gauche. — Salpingite droite.*

RÉSULTATS ÉLOIGNÉS : *Vingt mois. — Amélioration sensible. —
La malade souffre du côté droit.*


A... Cécile, vingt ans, coiffeuse, rue Molière. Entre à la Charité le 21 novembre 1895. — Pas d'accouchement. Une fausse couche à six mois, en juillet dernier, suites normales. Menstruation régulière, un peu abondante.

Il y a quinze jours, la malade a souffert en urinant. On lui a fait un lavage de la vessie au permanganate.

Il y a dix jours, défécation extrêmement douloureuse.

Il y a trois jours, la malade a commencé à souffrir du ventre.

A son entrée, douleurs persistent dans le ventre, très vives par intervalles, sous forme de coliques. On constate au toucher une masse de la grosseur d'un œuf, assez bien fluctuante et située à gauche. La pression en ce point détermine une très vive douleur. A droite, la trompe est également douloureuse et se sent au toucher.

*Opération*, le 23 novembre 1895. — Ponction et débridement Laroyenne. Il sort une cuillerée à bouche du pus. Ablation de la plus grande partie de la trompe gauche, dilatée et boursouflée. Pince à demeure, qu'on enlève deux jours après. Eponge.

17 décembre 1895. — La malade quitte le service en bon état.

*Résultats éloignés.* — La malade, revue à son domicile, est assez contente du résultat de son opération. Elle a été parfaitement bien durant huit mois, mais depuis cette époque elle a senti par intervalles, quelques douleurs du côté droit. Ces douleurs sont surtout vives quelques jours avant et au moment des règles, s'irradiant dans les reins et les aines. Elles l'obligent parfois à rester couchée une partie de la journée.

A l'examen local. — Utérus en position normale. A droite, roulant sous le doigt, on sent un petit cordon de la grosseur d'un porte-plume, très douloureux à la pression.

OBS. XXVII. — *Pyosalpinx gauche.—Ponction, débridement. — Ablation de la trompe gauche par morcellement. — Fistule recto-vaginale ayant duré dix mois.*

*2ᵉ séjour. — Grosse collection du cul-de-sac postérieur. — Ponction, débridement.*

RÉSULTATS ÉLOIGNÉS : *Vingt mois. — Amélioration très légère. — Morphinomane.*

B..., femme N..., trente-neuf ans, ménagère. Deux accouchements normaux, pas de fausse couche. Réglée à quatorze ans. Menstruation régulière, non douloureuse.

Entrée le 25 novembre 1895. — Il y a quinze jours, ses règles étant passées, la malade a eu quelques caillots sanguins. Douleurs très vives dans le ventre. Actuellement, la malade souffre moins.

Au toucher, on sent à gauche une masse dure, indolore, de la grosseur d'une mandarine. L'utérus est repoussé un peu en avant.

*Opération*, le 27 novembre 1895. — Ponction, débridement. Il sort quelques gouttes d'une sérosité louche. Puis, avec le doigt, on crève une poche purulente, située au-dessus de l'autre, et probablement dans la trompe. On en attire un morceau ; avec lui vient un lambeau de la paroi antérieure du rectum.

30 novembre 1895. — Fistule recto-vaginale. Les matières fécales passent abondamment par le vagin.

18 décembre 1895. — La malade s'en va notablement améliorée. La fistule est presque fermée. Seules les matières liquides, quand la malade prend un lavement, s'écoulent encore par le vagin.

*2e séjour*, 21 janvier 1896. — La malade revient, souffrant, comme la première fois, de douleurs aiguës dans le ventre.

Au toucher. — Masse volumineuse, assez dépressible, remplissant tout le Douglas, et refoulant l'utérus en avant.

23 janvier. — Ponction, débridement d'une première poche. Liquide séreux. Puis on ponctionne, à gauche, une deuxième poche purulente, mais on ne touche pas aux annexes.

*Résultats éloignés.* — Revue à son domicile, le 2 juillet 1897, la malade souffre toujours dans le ventre, moins cependant peut-être qu'avant ses deux opérations. Règles très douloureuses. La malade est très névropathe. Morphinomane (4 à 8 seringues depuis un an et demi).

Utérus gros, peu mobile. Empâtement du cul-de-sac postérieur qui est douloureux à la pression.


OBS. XXVIII.— *Annexite gauche.*— *Rétroversion adhérente. — Incision du cul-de-sac postérieur. — Ablation des annexes gauches.*

RÉSULTATS ÉLOIGNÉS : *Un an et dix mois. — Guérison parfaite.*


G..., femme C..., vingt-six ans, couturière, rue Béchevelin. Trois accouchements, les deux premiers normaux : le troisième laborieux, à la suite duquel perte très abondante. Réglée à quinze ans, assez régulièrement. Depuis la dernière couche, règles très abondantes. Leucorrhée depuis six mois.

Entrée le 20 janvier 1890. — Douleurs très pénibles dans le bas ventre, surtout en marchant. Douleur vive dans la fosse iliaque gauche exagérée à la pression.

*Au toucher.* — Utérus en rétroversion adhérente. A gauche, petite masse de la grosseur d'une mandarine, dure, mobile, douloureuse.

*Opération*, le 31 janvier. — Incision aux ciseaux du Douglas. On sent avec le doigt la masse décrite auparavant. Dans les manœuvres de décollement, on crève des petits kystes, qui diminuent un peu la masse. On décolle avec le doigt en s'aidant d'une pince à plateaux : ligature et excision.

Ablation de l'ovaire gauche scléro-kystique et de la trompe dilatée.

13 février 1890. — Malade sort. Règles sont venues il y a trois jours, très douloureuses. Actuellement, excellent état.

*Résultats éloignés*, 12 novembre 1897. — Revue à son domicile, la malade est parfaitement guérie. Elle pique sans inconvénients toute la journée à la machine. Règles diminuées, non douloureuses.

*Examen local.* — Utérus en rétroversion, peu mobile. Rien dans les culs-ce sac.


OBS. XXIX. — *Salpingite gauche, enkystée dans un foyer de pelvi péritonite. — Ponction, débridement. — Ablation de la trompe gauche.*

RÉSULTATS ÉLOIGNÉS : *Vingt-trois mois. — Guérison parfaite.*

S...; femme P..., vingt et un ans, ourdisseuse, rue Burdeau. Pas d'accouchement ni de fausse couche. Réglée à quinze ans, régulièrement. Pertes blanches. Douleurs à gauche depuis trois semaines, l'obligeant à marcher, courbée en deux.

Entrée le 25 janvier 1890. — Collection volumineuse, remplissant tout le cul-de-sac postérieur, dépressible, fluctuante. Le col et le corps de l'utérus sont repoussés en avant.

*Opération*, le 25 janvier. — Ponction du Douglas. Il sort un bon verre de liquide franchement séreux. Débridement. Le doigt, introduit dans l'orifice, sent une deuxième poche que l'on ponctionne par la première ouverture. Le liquide, une cuillerée à soupe, est alors nettement purulent. La trompe gauche est enlevée facilement.

Suites très simples. Sortie le 10 février.

*Résultats éloignés*, 20 novembre 1897. — Revue à son domicile. Résultat excellent. La malade va tout à fait bien, surtout depuis un an. Règles régulières, non douloureuses. Notre ancienne malade est on ne peut plus contente.

OBS. XXX. — *Gros pyosalpinx gauche. — Ponction, débridement. — Salpingotripsie gauche. — Fistule recto-vaginale.*

RÉSULTATS ÉLOIGNÉS : *Un an et demi. — La malade ayant ressenti de nouvelles douleurs, on lui a fait pendant un mois de la columnisation.*

*Actuellement état local satisfaisant. — Tuberculose pulmonaire.*

D..., Eugénie, dix-neuf ans, brodeuse. Anémie dans l'enfance. Antécédents tuberculeux. Réglée à seize ans. Menstruation abondante, régulière, non douloureuse.

Il y a un mois, la malade ayant absorbé de la bière froide a vu ses règles disparaître brusquement. A la suite, douleurs de plus en plus vives.

Entrée le 13 avril 1896. — A gauche, masse volumineuse assez fluctuante.

17 avril 1896. — Ponction, débridement à gauche. Pus bien lié. M. Condamin attire avec la pince des morceaux de trompe fongueuse et dure.

1er mai 1896. — Ablation de l'éponge. Hémorragie. On replace une éponge dans le trajet. Léger tamponnement vaginal.

7 mai. — On enlève l'éponge. Il sort par le trajet des matières fécales en assez grande abondance. Lavage. Mèche de gaze.

20 mai. — Nouvelle mèche. On ne trouve plus de matières fécales.

*Résultats éloignés*, 2 janvier 1897. — Les règles avaient disparu après l'intervention; ont reparu le mois dernier, deux fois, à quinze jours d'intervalle. La dernière menstruation a été suivie de douleurs dans les flancs, des deux côtés.

*Au toucher.* — Rien à droite; à gauche, empâtement, douleur à la pression. Topiques, columnisation.

30 juin 1897. — La malade vient à la consultation depuis quinze jours. On lui fait de la columnisation. Elle dit ne plus souffrir. Les règles n'ont pas reparu depuis février dernier. Signes très nets de tuberculose au sommet droit.

Utérus un peu gros, bien mobile. Les culs-de-sac sont souples, excepté à gauche, où l'on trouve de l'empâtement. La fistule recto-vaginale est depuis longtemps oblitérée. Elle aurait duré deux mois.


OBS. XXXI. — *Salpingo-ovarite droite.* — *Ablation des annexes droites.*

RÉSULTATS ÉLOIGNÉS : *Un an et demi.* — *Guérison.*


M..., femme T..., vingt-deux ans, femme de ménage. Une seule grossesse, normale, il y a six ans. Depuis, la malade a toujours souffert plus ou moins du ventre. Menstruation très irrégulière, peu abondante. Les douleurs s'irradiant dans les reins et les cuisses, ont augmenté ces derniers temps.

Entrée le 30 avril 1896. — On sent les annexes à droite, augmentées de volume et douloureuses. Repos. Topiques.

6 mai 1896. — Ponction et débridement à droite. Pas de pus. Avec le doigt on sent les annexes droites. Ablation de la trompe et de l'ovaire droits. On sent par l'ouverture les annexes gauches, mais on ne les enlève pas. Éponge.

A la suite, T. = 38°5 pendant quatre jours, tombant dès qu'on a enlevé l'éponge. Sortie le 22 mai.

23 juillet 1896. — Revue à la consultation. M. Condamin constate que la malade va très bien ; plus d'induration, plus de douleurs.

*Résultats éloignés*, novembre 1897. — Revue à la consultation. Etat local excellent. Utérus en rétroversion. Pessaire Hodge.


OBS. XXXII. — *Pyosalpinx droit. — Ponction, débridement. — Ablation de la trompe droite.*

RÉSULTATS ÉLOIGNÉS : *Un an et demi. — Guérison.*


G..., femme T..., vingt-quatre ans, demoiselle de magasin. Anémique dans sa jeunesse. Fortes pertes rouges au moment des règles, vers l'âge de quinze à seize ans. Elle s'est mariée, il y a huit mois, et a commencé à souffrir du ventre, quinze jours après son mariage.

Mars 1896. — Aurait été à l'Hôtel-Dieu, salle Sainte-Anne, opérée par le vagin pour un abcès.

Entrée le 5 mai 1896. — Elle a été bien, pendant un mois, à la suite de la précédente opération. Depuis quinze jours, douleurs, surtout à droite.

Le toucher est très douloureux. On trouve une masse dure dans le cul-de-sac droit, très douloureuse. L'utérus est repoussé en avant.

*Opération*, le 8 mai. — Ponction, débridement. Evacuation d'une assez grande quantité de pus. Les annexes droites sont flottantes dans la poche. On n'attire que la trompe, l'ovaire est laissé.

Après l'opération, la température se maintient pendant trois jours, autour de 39 degrés, et baisse après qu'on a enlevé l'éponge.

23 juillet 1896. — La malade est examinée par M. Condamin. Plus de douleur, plus d'induration, la résolution est parfaite.

*Résultats éloignés*, 30 juin 1897. — Revue à son domicile. Excellent état. Règles un peu irrégulières, longues, non douloureuses. La malade fait toute la journée un travail pénible. Rapports sexuels non douloureux.

L'examen local ne peut être fait.

**OBS. XXXIII.** — *Double pyosalpinx. — Ponction. — Débridement. — Ablation totale des deux trompes.*

Résultats éloignés : *Un an et demi. — Guérison. — Les règles ne sont pas supprimées, mais ont diminué beaucoup. — Quelques troubles nerveux.*

R., femme J..., vingt et un ans, corsetière, rue Moncey. — Une fausse couche de six mois il y a huit mois. Depuis douleurs par intervalles dans le bas ventre.

Les douleurs ayant augmenté, la malade rentre le 5 mai 1896.

*On note au toucher.* — Col en arrière, utérus fortement en avant. A gauche, masse de la grosseur d'une mandarine, peu douloureuse, mobile.

A droite, les annexes se sentent bien, douloureuses à la pression.

*Opération* le 8 mai 1896. — Ponction et débridement de la masse gauche. Ablation de la trompe gauche en totalité.

Par la même ouverture, on enlève la trompe droite, contenant une cuillerée de pus.

Deux éponges sont placées. Suites simples.

*Résultats éloignés*, 8 novembre 1897. — Revue à son domicile, la malade a pris de l'embonpoint. Quelques troubles nerveux. Les règles ne sont pas supprimées, mais ont diminué beaucoup, elles ne sont pas douloureuses. Pendant deux ou trois mois après son opération, elle a eu quelques douleurs par intervalles dans le bas ventre, mais, depuis, elle n'a plus rien senti. La malade pique à la machine la plus grande partie de la journée.

**OBS. XXXIV.** — *Grosse collection tubaire. — Ponction, débridement. Ablation totale de la trompe gauche.*

Résultats éloignés : *Treize mois. — Guérison.*

J. B..., femme C.., trente-trois ans, ménagère, rue Cuvier. — Un accouchement il y a treize ans. Enfant vivant et bien portant.

Une fausse couche il y a sept ans. Menstruation régulière, jamais de douleurs dans le ventre.

Il y a trois jours la malade bien portante est prise subitement de frissons, douleurs lombaires.

*Entrée* le 25 juin 1896. — Les symptômes fonctionnels précédents ne se sont guère amendés, T. = 39°5.

*A l'examen.* — Par la palpation abdominale, on constate au-dessus du pubis et à gauche, une masse de la grosseur d'un poing d'adulte, douloureuse, non mobile. Au toucher vaginal on trouve une masse dure, remplissant tout le cul-de-sac postérieur et repoussant en avant le col de l'utérus.

*Opération* le 26 juin. — Ponction, débridement. Il sort un bon verre de pus. On enlève alors la totalité de la trompe gauche, distendue presque tout entière par cet énorme pyosalpinx.

3) juin 1896. — La température s'est maintenue depuis l'intervention autour de 40 degrés. On enlève l'éponge. Mèche. Le surlendemain T. = 37°8.

25 juillet 1896. — Sortie. La malade, fortement améliorée, ne se plaint plus d'aucune douleur.

*Résultats éloignés*, 6 juillet 1897. — Revue à son domicile la malade se déclare absolument guérie. Depuis trois mois elle a repris son métier assez pénible, nécessitant une station debout prolongée. Quelques douleurs ne nécessitant point une interruption de travail, un jour ou deux avant l'apparition des règles et disparaissant avec le début du flux menstruel.

*Au toucher.* — Col en avant sous le pubis. Corps de l'utérus en avant, peu mobile. Dans le cul-de-sac postérieur on retrouve la cicatrice de l'ancienne ponction. Un peu d'empâtement, mais pas de douleur, même en pressant fortement.

OBS. XXXV. — 1er séjour, juillet 1893. — *Salpingite gauche.*
— *Ablation d'une partie de la trompe gauche.*
2e séjour, mai 1897. — *Hémato-salpinx droit. — Ablation
par morcellement de la trompe et ovaire droits. — Ablation
par morcellement de l'ovaire gauche et d'un morceau de
trompe gauche.*

ACTUELLEMENT : septembre 1897. — *La malade est satisfaite.
— Elle ne peut cependant pas faire encore un travail
pénible. — Quelques troubles nerveux.*


P..., Marie, vingt-deux ans, modiste. — Nullipare. Menstruation
régulière jusqu'à août 1895, où elle a commencé à souffrir du
ventre. On lui met à ce moment des topiques et de la teinture
d'iode. Elle est soulagée.

*Elle entre* le 23 juillet 1893. — Depuis trois semaines violentes
douleurs à gauche.

*Au toucher.* — Petite masse dure dans le cul-de-sac gauche.

24 juillet. — M. Condamin ponctionne la petite masse, il sort
peu de pus, il enlève un petit fragment de la trompe gauche. La
malade sort le 29 juillet, améliorée, mais souffrant encore un peu
à gauche.

27 avril 1897. — Elle revient dans le service. Elle a été assez
bien jusqu'à il y a un mois. Cette fois la malade souffre à droite.

*Au toucher.* Petite masse à droite.

*Opération* le 22 mai. — Ponction et débridement. Issue de
liquide séreux. Le doigt introduit sent bien la trompe droite dont
on arrache une portion par morcellement ainsi que l'ovaire droit.
La trompe est garnie de caillots sanguins.

À gauche, par le même orifice, on arrache un gros morceau de
trompe avec l'ovaire auquel est appendu un petit kyste.

A la suite, la malade a eu des menaces sérieuses de péritonite.
Ventre ballonné, météorisé. Vomissements fécaloïdes. Elle quitte
le service le 25 juin 1897.

30 septembre 1897. — Nous avons revu la malade. Elle est encore

faible et ne peut faire aucun travail pénible. Les règles sont venues une seule fois depuis son opération, il y a un mois et demi. Elles ont à peine duré un jour et n'ont pas été douloureuses. Troubles nerveux assez sérieux. Bouffées de chaleur. Irritabilité. Troubles digestifs.

**OBS. XXXVI.** — *Pyosalpinx droit.* — *Ponction et débridement.* — *Ablation de la presque totalité des deux trompes.*

Résultats éloignés : *Quatorze mois.* — *Guérison.*

Mariette V..., dix-neuf ans. — Pas d'accouchement ni fausse couche.

Menstruation régulière, non douloureuse, excepté les deux derniers mois où la malade a contracté une blennorragie.

*Entrée* le 22 juillet 1896. — Les douleurs ont augmenté depuis huit jours et sont continues.

Utérus gros, forte antéflexion.

*A droite* on sent une grosse collection très douloureuse à la pression.

*Opération* le 24 juillet 1896. — Ponction et débridement en arrière et un peu à droite. Un verre à bordeaux de pus.

On enlève avec difficulté les deux trompes adhérentes et sclérosées. On ne peut enlever les ovaires.

26 juillet. — Ventre très douloureux. 30°6. Vomissements.

28 juillet. — T. = 38°5. Amélioration.

5 août. — Départ en bon état.

*Résultats éloignés*, 30 septembre 1897. — La malade a quitté son logement et n'a pu être revue, mais son ancienne propriétaire qui la revoit fréquemment nous assure qu'elle ne s'est jamais plaint depuis d'avoir souffert du ventre et se trouve enchantée.

Elle est, d'ailleurs, lancée à fond dans le monde des femmes galantes.

**OBS. XXXVII.** — *Double pyosalpinx.* — *Double ponction.* — *Ablation totale de la trompe gauche.*

**RÉSULTATS ÉLOIGNÉS :** *Un an.* — *Amélioration considérable.* — *Douleurs à droite. Columnisation..*

F..., Suzanne, vingt-sept ans, dévideuse, rue Charpenay. Pas d'accouchement ni de fausse couche

Une blennorragie il y a huit ans. — Il y a six ans, la malade, souffrant déjà du ventre, a été à l'hôpital de la Croix-Rousse, où on lui a placé des topiques; peu d'amélioration.

Il y a trois ans, séjour à l'Hôtel-Dieu, où on l'aurait traitée de la même façon, elle aurait été soulagée.

Entrée le 27 juillet 1896. — Petite masse à gauche douloureuse, de la grosseur d'une mandarine; à droite, autre petite masse moins grosse.

*Opération* le 23 juillet. — On essaie d'aborder avec des ciseaux la masse gauche; celle-ci se rompt et donne issue à du pus, on enlève facilement la trompe gauche.

La masse droite est ponctionnée avec le trocart, et non extirpée.

*Résultats éloignés*, 6 juillet. — La malade revient à la consultation pour des douleurs dans le côté droit.

*Au toucher*, on sent à droite un petit cordon douloureux. Columnisation. Un peu d'empâtement à gauche. Utérus en rétroversion, fixé.

**OBS. XXXVIII.** — *1er séjour, juillet 1896.* — *Salpingite droite.* — *Repos.* — *Topiques.*

*2e séjour, décembre 1896.* — *Métrite hémorragique.* — *Curetage.*

*3e séjour, 15 Janvier 1897.* — *Salpingo-ovarite droite.* — *Ablation directe de la trompe et de l'ovaire droits.*

*4e séjour, 23 mars 1897.* — *Salpingite gauche.* — *Repos.* — *Topiques à gauche.*

*Revue le 30 juin 1897. — Amélioration. — Menstruation très irrégulière. — Douleurs à gauche, au moment des règles.*

R..., Marie, vingt et un ans, couturière, rue Montesquieu. Pas d'accouchement, une fausse couche de trois mois.

En juillet 1896, est restée à la Charité pour une salpingite droite; on l'a traitée d'abord par le repos, les topiques, puis par la colmnnisation; elle a été soulagée pendant un mois.

En décembre 1896, elle revient pour des pertes rouges abondantes, alternant avec des pertes leucorrhéiques fétides.

Douleurs très violentes dans bas ventre, s'irradiant dans les lombes, et rendant difficile la station debout.

*Au toucher*, utérus un peu gros, légèrement douloureux.

*A droite*, les annexes sont accessibles et douloureuses; on lui fait un curetage le 2 décembre 1896.

Se sentant mieux, elle demande à sortir le 10 décembre 1896.

15 janvier 1897. — La malade revient, les douleurs à droite sont redevenues insupportables.

Les annexes droites se sentent bien; on ne perçoit rien à gauche; on ouvre aux ciseaux le cul-de-sac postérieur; on détruit avec le doigt quelques brides dans le Douglas, et on enlève l'ovaire droit et la trompe droite aux parois boursouflées et recouvertes d'un enduit purulent.

La malade part le 2 février: elle va bien.

23 mars 1897. — Nouveau retour, la malade depuis huit jours souffre à gauche, douleurs à la fin de la miction.

*Au toucher.* — Les annexes gauches sont accessibles et douloureuses, col de l'utérus entr'ouvert, dévié à droite.

On la met au repos, topiques; elle part le 8 avril.

30 juin 1897. — Nous revoyons la malade; elle nous dit être assez contente; elle souffre simplement deux ou trois jours avant ses règles; celles-ci sont très irrégulières, survenant tous les deux mois environ.

*Au toucher.* — Utérus normal et mobile, col entr'ouvert, cul-de-sac postérieur empâté et douloureux, annexes gauches sont accessibles.

OBS. XXXIX. — *Salpingo ovarite double.* — *Salpingo ovariotripsie droite.* — *Ovariotripsie gauche.* — *Fistule recto-vaginle.*

RÉSULTATS ÉLOIGNÉS : *Un an et demi.* — *Guérison.*

B..., femme G...., vingt-quatre ans, ménagère. Une fausse couche d'un mois et demi, il y a deux ans. Réglée à quatorze ans, irrégulièrement. Il y a huit jours, douleurs ont débuté après les dernières règles, douleurs très vives.

Entre le 8 août 1896.— Etat général affaibli. T. = 39°8. Ventre ballonné, toucher très douloureux, grosses trompes des deux côtés surtout à gauche.

*Opération* le 9 août. -- Ponction, débridement. A peine un peu de pus. A droite, salpingo-ovariotripsie. La trompe est tomenteuse, congestionnée. A gauche, ovariotripsie; l'ovaire ramené est gros, renfermant une collection purulente qui s'est rompue au cours de l'intervention, fistule recto-vaginale. Sortie le 23 août.

*Résultats éloignés,* 23 novembre 1897. — La malade est partie depuis trois mois pour Paris. Elle avait toujours été satisfaite de son opération, n'a pas manqué une seule de ses journées (femme de ménage).

OBS. XL. — *Hématocèle suppurée.* — *Salpingite gauche.* — *Péritonite tuberculeuse.* — *Ponction.* — *Débridement.* — *Salpingectomie gauche.*

RÉSULTATS ÉLOIGNÉS : *9 mois.* — *Guérison locale.* — *Au point de vue tuberculeux, la malade se relève bien.*

O. R..., trente-six ans, couturière; quatre enfants. Le dernier accouchement suivi d'une péritonite. Trois fausses couches de moins de trois mois. Menstruation régulière jusqu'à il y a quinze jours, où la malade a perdu durant cinq jours, avec des coliques.

Entrée le 16 octobre 1896. — Etat général peu brillant.

Utérus en haut et à droite, Hystérométrie = 8 centimètres. Par le palper bimanuel, M. Repelin sent une masse du volume d'une mandarine fixée dans le Douglas, présentant une consistance fibromateuse. Le doigt perçoit sur elle de petits noyaux durs, de la grosseur d'une noisette. Cette tumeur est nettement séparée en bas, de l'utérus par un sillon. A gauche, salpingite.

*Opération*, le 18 octobre 1896. — Ponction. Débridement. On ouvre d'abord la masse du Douglas, d'où il sort un peu de pus. A droite, nouvelle ponction, avec issue de liquide hématique. A gauche, trompe purulente, on l'enlève.

18 février 1897. — La malade rentre dans le service. Pelvipéritonite tuberculeuse. Plastrons abdominaux. Vient à l'hôpital pour se reposer. Sortie le 13 mars 1897.

20 novembre 1897. — Nous avons revu, la malade chez elle va absolument bien. Règles revenues normalement, comme avant sa maladie. La marche n'est pas fatigante, son état général s'est même beaucoup amélioré. Elle a engraissé un peu.


OBS. XLI. — *Salpingo-ovarite gauche. — Salpingite droite. — Ponction. — Débridement. — Ablation des annexes gauches.*

Résultats éloignés : 11 *mois. — Guérison. — Très légère douleur à droite, après la fatigue.*


N..., Jeanne, couturière, vingt-quatre ans. Pas d'accouchements ni de fausses couches. Réglée à treize ans, régulièrement, mais tous les quinze jours, durant trois jours. Douleurs au moment des règles.

Entrée le 25 novembre 1896. — Masse assez grosse dans le cul-de-sac gauche. A droite, la trompe est accessible et douloureuse.

*Opération*, le 26 novembre. — Incision aux ciseaux du Douglas. Ablation de la trompe et de l'ovaire du côté gauche. La trompe est grosse, épaissie, dilatée, mais ne contient pas de pus. L'ovaire est bourré de petits kystes. Bien que les annexes puissent être facilement enlevées à droite, on les laisse, vu l'âge de la malade. Sortie le 13 décembre 1896.

*Résultats éloignés*, 20 novembre 1897. — Nous voyons la malade chez elle. Elle est très satisfaite de son opération. Elle a cependant souffert par intervalle, jusqu'en août 1897. Actuellement elle va très bien, bien réglée tous les quinze jours, comme par le passé. Légère douleur à droite, après une marche prolongée.

**OBS. XLII** (due à M. Goullioud). — *Annexite gauche.* — *Ablation de l'ovaire gauche et de la trompe gauche.*

RÉSULTATS ÉLOIGNÉS. — *0 mois.* — *Formation d'un petit pyosalpinx dans la portion interne de la trompe gauche.*

Mme B ..., vingt-neuf ans (Roanne). Mariée depuis quatre ans. Multipare.

Souffre depuis deux ans, à gauche. Règles toujours douloureuses. Utérus petit, en antéflexion, avec col stérile. Ovaire gauche très en avant, immobile, sensible. Salpingite douteuse.

12 décembre 1896. — Devant la persistance des douleurs, M. Goullioud enlève par le vagin l'ovaire gauche, qui renferme un hématome. Ablation de la trompe gauche, non malade.

18 juillet 1897. — Les douleurs persistent à gauche.

27 septembre 1897. — Les douleurs continuent.

*Au toucher.* — Tuméfaction à gauche de l'utérus, dans le Douglas sensible. Une salpingite s'est faite dans la moitié interne de la trompe gauche.

La malade est soulagée par le repos. Troubles névropathiques. Aucune douleur à droite. M. Goullioud propose l'ablation par l'abdomen.

**OBS. XLIII.** — *Salpingite gauche.* — *Ablation de la trompe gauche.*

RÉSULTATS ÉLOIGNÉS : *Six mois et demi.* — *Guérison.* — *Bon état.*

A...., Berthe, femme C..., vingt ans, couturière. Deux accouchements avant terme, l'un à six mois, l'autre à sept mois. Une fausse-couche de trois mois, il y a un mois. C'est depuis ce dernier avortement, que la malade a commencé à souffrir du ventre.

Entrée le 17 décembre 1896. Depuis une dizaine de jours les douleurs sont devenues plus vives, ressemblant par moments à de vives coliques.

*Au toucher.* — Corps de l'utérus un peu gros, en antéflexion. Col dilaté.

A gauche, petite masse très douloureuse, de la grosseur d'une mandarine.

*Opération*, le 18 décembre 1896. — Ouverture aux ciseaux du cul-de-sac postérieur. Ablation totale de la trompe gauche. On laisse l'ovaire. A droite, on enlève, accolé à la trompe, un petit kyste.

*Résultats éloignés*, 22 juin 1897. — La malade est revue à la consultation. Etat général excellent. Quelquefois un peu de bal-lonnement dans le ventre, mais sans grande importance.

*Au toucher.* — Utérus en antéflexion. Cicatrice souple, non douloureuse. Rien dans les culs-de-sac.


OBS. XLIV. — *Annexite double.* — *Pyosalpinx à gauche.* — *Périmétro-salpingite.* — *Ablation des annexes gauches.* — *Salpingo-ovriotripsie à droite.*

RÉSULTATS ÉLOIGNÉS : *Neuf mois et demi.* — *Amélioration sensible.* — *La malade a des métrorragies et souffre encore quelquefois.*

P..., Thérèse, vingt-quatre ans, employée de commerce. Un accouchement. Une fausse couche, il y a deux ans. A la suite, rétention placentaire, métrite hémorragique, curetage.

Depuis la malade a constamment souffert du bas ventre.

Les douleurs ont augmenté depuis un mois, sont persistantes surtout à gauche. Marche très pénible. Anorexie.

Entrée le 17 décembre 1896. — Périmétro-salpingite. Empâtement douloureux du cul-de-sac postérieur. Utérus fixé.

A gauche, masse lobulée, se prolongeant à droite.

*Opération*, le 20 décembre 1896. — Ponction et débridement de la masse qui contient quelques cuillerées de liquide louche.

Ablation de la totalité des annexes gauches.

Par l'ouverture, on essaie de broyer les annexes droites fortement adhérentes.

*Résultats éloignés*, 30 septembre 1897. — Revue à son domicile, la malade se trouve assez satisfaite. Cependant, presque depuis son départ, elle a des pertes rouges assez abondantes survenant par intervalles.

Elle souffre parfois de pesanteur dans le bas ventre, se trouve obligée de passer de longues heures sur un fauteuil.

*A l'examen.* — Utérus fixé en arrière par la cicatrice de l'incision vaginale. Col déchiré à gauche, laissant passer la pulpe de l'index.

Métrorragie. Nous lui proposons un curetage ou une cautérisation avec solution de ZnCl.

OBS. XLV. — *Collection suppurée de la trompe gauche. — Incision du cul-de-sac postérieur. — Ablation de la presque totalité de la trompe gauche.*

RÉSULTATS ÉLOIGNÉS : *Six mois et demi. — Guérison. — Bon état.*

L... Julie, dévideuse, rue Pierre-Corneille, vingt-trois ans. Un accouchement normal, il y a cinq ans. Pas de fausse couche. Menstruation régulière.

Entrée à la Charité le 20 décembre 1896. — Après un retard des règles d'une dizaine de jours, l'écoulement sanguin s'est produit, accompagné de fortes coliques, très abondant. Il persiste depuis six jours, aussi abondant qu'au début. État général assez modifié.

*A l'examen local.* — Grosse collection à gauche et en arrière très douloureuse.

*Opération*, le 21 décembre 1896. — Elytrotomie postérieure. Issue de pus mélangé à de la sérosité louche (deux verres à bordeaux). On ramène avec le doigt des débris sentant le placenta pourri.

On enlève la presque totalité de la trompe gauche dans laquelle se trouvait la collection.

10 janvier 1897. — La malade quitte le service, en assez bon état. Quelques douleurs subsistent encore dans le bas ventre. Elle conserve encore une mèche.

*Résultats éloignés.* — Revue à son domicile, la malade est en parfait état. Les douleurs ont subsisté quelque temps après son départ de la Charité, mais depuis quatre mois elles ont totalem nt disparu.

La malade est enchantée du résultat de son opération. Elle a repris avec exactitude son ancien métier de dévideuse.

Les règles ne sont pas du tout douloureuses, mais beaucoup moins abondantes qu'avant son opération. Les rapports sexuels se font également sans douleur.

*L'examen local* ne peut être fait. La malade, vu son parfait état de santé, refuse de laisser pratiquer le toucher vaginal.

OBS. XLVI. — *Pyosalpinx gauche. — Ablation de la trompe gauche.*

RÉSULTATS ÉLOIGNÉS : *Six mois. — Amélioration très légère. — Malade souffre du côté droit. — Métrite hémorragique. — Cautérisation de la cavité.*

V... Constance, vingt-trois ans, rue Croix-Jordan. Un accouchement à terme, il y a cinq ans. Depuis la malade a toujours souffert plus ou moins du ventre.

Menstruation très irrégulière, peu abondante.

Leucorrhée persistante.

Entrée le 20 décembre 1896. — Depuis un mois, les douleurs étaient devenues plus vives, à peine calmées par le repos, s'irradiant dans les reins et la cuisse gauche.

*A l'examen local.* — Utérus en antéversion.

Dans le cul-de-sac gauche, petite masse de la grosseur d'une noix, très douloureuse.

*Opération*, le 21 décembre 1896. — Ponction et débridement. Une cuillerée de pus. Ablation de la plus grande partie de la trompe gauche.

*Résultats éloignés*, 22 juin 1897. — Revue à la clinique. La malade a été en excellent état jusqu'à il y a quinze jours. Ces règles avaient continué cependant à être irrégulières, mais sans douleur aucune.

Depuis quinze jours, la malade a ressenti dans le bas ventre, des douleurs ressemblant à des tiraillements. Les douleurs s'irradient dans les reins, et sont surtout vives *du côté droit.*

*Au toucher.* — Dans le cul-de-sac gauche, cicatrice ancienne, douloureuse au toucher, légèrement rétractée, empâtement.

*A droite*, on sent la trompe de la grosseur d'un porte-plume, très douloureuse.

23 juin. — La malade perd abondamment depuis huit jours. Cautérisation de la cavition avec solution faible de chlorure de zinc.


OBS. XLVII. — *Annexite double. — Ablation des annexes à gauche. — Salpingectomie droite.*

RÉSULTATS ÉLOIGNÉS : *Dix mois. — La malade a continué à souffrir beaucoup. — Elle rentre dans le service. — Ouverture du Douglas; pas d'ablation d'annexes.*


P..., femme V..., vingt ans, culottière, montée des Tapis. Pas d'accouchements, ni de fausses couches. Menstruation toujours régulière. La malade perd depuis quinze jours en rouge, sans qu'elle ait eu de retard pour ses règles. Souffre du ventre, plus ou moins depuis six ans. Malade très névropathe.

Entrée le 25 décembre 1896. — Utérus gros, en antéversion. Col ramolli. Toucher très douloureux. A droite, tuméfaction bien limitée, assez considérable, très douloureuse. A gauche, on sent également une masse volumineuse, remontant assez haut.

*Opération*, le 30 décembre. — Incision aux ciseaux du Douglas. On tombe sur une première collection suppurée de l'ovaire gauche, on l'enlève. L'ovaire est gros, distendu par le pus. On enlève également la trompe du même côté. A droite, la trompe est également purulente, mais moins volumineuse. Salpingotripsie. Suites simples. Sortie le 15 janvier 1897.

*Résultats éloignés*, 14 septembre 1897. — La malade rentre dans le service. Depuis sa sortie, elle a toujours souffert du côté droit.

*Au toucher.* — On sent en arrière quelque chose de gros que l'on prend pour l'ovaire droit.

22 septembre 1891. — Ouverture aux ciseaux du cul-de-sac postérieur. Issue d'une très petite quantité de liquide citrin. On n'enlève rien ; ce que l'on prenait pour une annexe n'était qu'une bride indurée. Sortie le 1er novembre 1897. État amélioré. Toujours douleurs à droite. Femme névropathe.

OBS. XLVIII. — *Collection rétro-utérine.* — *Annexite double.* — *Ponction.* — *Débridement.* — *Ablation des annexes gauches.*

RÉSULTATS ÉLOIGNÉS : *Sept mois.* — *Pas d'amélioration.* — *La malade est d'ailleurs à la troisième période de la tuberculose, et fait sans doute de la tuberculose intestinale.*

O..., femme M..., trente-huit ans, rue Rabelais. Quatre accouchements normaux. Deux fausses couches, la dernière, il y a deux ans. Menstruation régulière. La malade ne s'est jamais plaint du ventre, tousse un peu l'hiver.

Entrée le 3 janvier 1891. — Il y a dix jours, douleurs ressemblant à des coliques, avec fièvre, anorexie.

*Au toucher.* — Utérus gros. Énorme collection du Douglas, de la grosseur du poing.

*Opération,* le 5 janvier 1897. — Ponction et débridement. Il sort une grande quantité de pus.

Par l'orifice, on enlève par morcellement la trompe et l'ovaire gauches.

Suites simples.

*Résultats éloignés*, 6 juillet 1897. — La malade n'a pu être revue et examinée. Son mari l'a envoyée en Italie, à cause de ses lésions pulmonaires avancées.

Il nous affirme qu'elle souffre continuellement du ventre. Il s'agirait probablement de tuberculose intestinale.

OBS. XLIX. — *Hématocèle rétro-utérine. — Ponction, débridement. — Ablation de la trompe droite.*

RÉSULTATS ÉLOIGNÈS : *Six mois. — Guérison.*

Ch... Olympe, trente ans, culottière. — Deux accouchements normaux. Pas de fausse couche. Menstruation régulière, abondante, non douloureuse. Pertes blanches.

Douleurs depuis six mois, par intervalles, continues depuis trois jours.

Entrée le 6 janvier 1897. — L'utérus, qui est difficile à limiter, est entouré en arrière et à gauche par des masses grosses et de consistance irrégulière. Le Douglas est très largement étalé : les masses semblent également se continuer à gauche. Toucher non douloureux.

*Opération* le 9 janvier 1897. — Ponction, débridement en arrière.

On tombe sur des caillots sanguins qu'on enlève à la cuiller. Ablation d'une trompe supporée à droite.

Sortie le 26 janvier.

16 mars. — Revue aujourd'hui. On suprime la mèche. La malade va très bien. Elle a eu ses règles, cette semaine, et n'a pas souffert.

*Résultats éloignés*, 30 juin 1897. — Revue à la consultation. Excellent état. Utérus en bonne position. Rien dans les culs-de-sac vaginaux. Les règles ne sont pas douloureuses, régulières, diminuées d'intensité.

OBS. L. — *Salpingite double.* — *Ablation des deux trompes.*

Résultats éloignés : *Dix mois.* — *Amélioration considérable.* — *Règles irrégulières et un peu douloureuses.*

N..., femme O..., dix-neuf ans, ménagère. — Pas d'accouchement ni de fausse couche. Menstruation régulière.

Depuis deux mois, fatigues, pesanteur dans le bassin, gêne de la marche ; mais depuis huit jours, douleurs très violentes, rendant tout mouvement impossible. Quelques douleurs à la miction.

Entrée le 7 janvier 1897. — Collection dans le Douglas.

8 janvier. — Ponction. Débridement. Issue de liquide séreux.

Les trompes sont enlevées par le même orifice de la ponction. Suites simples.

Sortie le 30 janvier.

*Résultats éloignés*, 12 novembre 1897. — Revue à son domicile, la malade n'a plus jamais ressenti de douleurs aussi vives que celles qui ont motivé l'intervention. Les règles sont bien diminuées, irrégulières, un peu douloureuses. La malade ne peut faire aucun travail pénible.

Reviendra se faire visiter à la Clinique.

OBS. LI. — *Salpingite double.* — *Latéro-version droite.* — *Massage.* — *Columnisation.* — *Salpingectomie droite.*

Résultats éloignés : *Quatre mois.* — *Amélioration.* — *Les douleurs persistent à gauche.*

F..., femme S..., vingt-quatre ans, piqueuse de bottines. Une fausse couche, il y a un an, suivie de péritonite. Réglée à quatorze ans, menstruation régulière.

Depuis sa fausse couche, douleurs dans les flancs, après la marche. Quelque temps après son mariage, elle aurait eu des douleurs à la miction.

Au toucher. — Utérus dévié à droite et un peu en arrière. Dans le cul-de-sac droit, annexe volumineuse, un peu prolabée. A gauche, cul-de-sac encore plus effacé ; par le toucher bimanuel, on sent de ce côté les annexes un peu grosses et douloureuses.

A la consultation, M. le D' Quincieu fait à la malade des séances de massage utérin. Deux séances sont faites ; on lès interrompt, la malade ne pouvant les supporter. La columnisation, l'application d'un pessaire ne réussissent pas mieux.

18 janvier 1897. — Cœliotomie postérieure. Ablation de la trompe droite, qui présente une dilatation kystique ; ses parois sont très amincies. La malade sort le 25 janvier.

22 mars 1897. — La malade rentre, pour des douleurs à gauche. De ce côté, les annexes sont volumineuses. La malade refuse une nouvelle intervention. Topiques.

20 avril 1897. — La malade se dit soulagée. Elle souffre néanmoins toujours à gauche.


**OBS. LII.** — *Salpingo-ovarite double.* — *Massage.* — *Columnisation.*

1er séjour, janvier 1897. — *Ablation de l'ovaire gauche.*

2e séjour, juin 1897. — *Ablation de la trompe et de l'ovaire droits.*

ACTUELLEMENT, juillet 1897. — *État satisfaisant.*


R..., femme C..., vingt ans et demi, couturière, rue Fournet. Antécédents tuberculeux. Légère hémoptysie, il y a quelques mois.

Réglée à treize ans ; régulièrement. Leucorrhée abondante.

Blennorragie il y a deux ans, à la suite, douleurs dans le bas ventre. Rapprochements sexuels douloureux.

Utérus en rétroversion, col attiré à gauche par une bride. Petite trompe à droite, repliée sur elle-même. On essaie le massage et la columnisation qui ne donnent pas d'amélioration.

25 janvier 1897. — Cœliotomie postérieure. La trompe et l'ovaire droits paraissent sains, on les laisse. A gauche, on tombe sur un ovaire sclérosé qu'on enlève.

La malade sort le 2 février.

1er juin 1897. — La malade revient, s'est bien portée pendant trois mois. Depuis, leucorrhée abondante, verdâtre, striée de sang. Douleurs à droite, survenant par accès, exaspérées par la marche, la station debout.

Utérus en rétroversion mobilisable. Annexite droite.

12 juin. — Ablation de la trompe et de l'ovaire droits.

1er juillet. — Malade est satisfaite. Légère douleur à gauche. La malade a encore une mèche.

OBS. LIII. — *Salpingo-ovarite gauche, enkystée dans un foyer de pelvi-péritonite. — Ponction. — Débridement. — Ablation totale des annexes gauches.*

RÉSULTATS ÉLOIGNÉS : *Quatre mois. — Guérison.*

F..., femme B..., trente ans, ménagère. Deux accouchements ; pas de fausse couche. Menstruation irrégulière depuis six mois. Hémorragies abondantes. Leucorrhée. Douleurs depuis six mois, à gauche : plus vives depuis quinze jours, rendant travail et marche impossibles.

Entrée le 29 janvier 1897. — Utérus un peu gros, dévié à droite. A gauche, masse assez volumineuse, très douloureuse à la pression. Le cul-de-sac droit est parfaitement souple.

*Opération*, le 30 janvier. — Incision aux ciseaux du Douglas. Première poche à contenu séreux. On sent alors une deuxième poche, que l'on ponctionne au trocart. Contenu purulent. On fait facilement l'ablation des annexes gauches.

Sortie le 15 février.

16 mars 1897. — On enlève la mèche. La malade va bien. Elle a eu ses règles le 28 février, ont duré cinq jours. Très abondantes, mais point douloureuses.

27 avril 1897. — Revue à la consultation. Excellent état. Les culs-de-sac sont souples. L'utérus est en bonne situation. La malade est très contente.

OBS. LIV. — *Ancienne métrite post-abortive.* — *Curetage.* —
*Annexite double.* — *Ablation de l'ovaire droit.* — *Fistule
recto-vaginale.*

RÉSULTATS ÉLOIGNÉS : *Sept mois.* — *Amélioration sensible. La
malade a engraissé beaucoup.*


T... M., femme R..., vingt ans. Une fausse couche il y a quatre
ans; une autre, il y a deux mois, à la suite de laquelle, fortes métrorragies, curetage. Un enfant, actuellement vivant, il y a deux
ans; à la suite, phlegmon chronique du ligament large, pour
lequel la malade est restée deux mois à la clinique.

Entrée le 26 février 1897 pour ses métrorragies. Curetage.

Huit jours après son départ, la malade revient pour des douleurs pelviennes, surtout à droite.

Au toucher, annexite double, sangsues.

*Opération*, le 16 mars 1897. Ouverture aux ciseaux du cul-de-
sac postérieur. Ablation totale de l'ovaire droit; on ne peut décoller la trompe adhérente. Fistule recto-vaginale consécutive.

*Résultats éloignés*, 30 septembre 1897. — Revue à son domicile, la malade est assez contente du résultat. Elle n'a pas pu
cependant reprendre encore son travail. Les règles sont assez régulières, à peine un peu diminuées. La malade a assez fortement
engraissé. Sa fistule recto-vaginale est presque complétement fermée.


OBS. LV. — *Annexite double.* — *Incision du cul-de-sac
postérieur.* — *Ablation totale de la trompe droite.*

RÉSULTATS ÉLOIGNÉS : *Six mois.* — *Les douleurs ont reparu
à gauche.* — *On fait à la malade de la columnisation.*


Marie O..., trente-deux ans, ménagère, cours Lafayette. Deux
accouchements normaux; menstruation toujours irrégulière et

douloureuse, ancienne arthrite du genou gauche, ayant déterminé l'ankylose. Etat général bon.

Il y a un mois, à la suite de rapports sexuels, la malade a ressenti des douleurs dans le bas ventre, des deux côtés, mais surtout à droite.

*Entrée le 30 mars 1897.* — *A droite*, petite masse de la grosseur d'une mandarine mobile. *A gauche*, on sent la trompe dilatée et douloureuse.

*Opération*, le 31 mars. — Incision aux ciseaux du Douglas, ablation totale de la trompe droite, distendue par une collection purulente qui s'est ouverte pendant l'intervention; petits abcès en chapelets sur le reste de la trompe. L'ovaire droit est laissé; on ne touche pas aux annexes gauches, à cause du peu d'intensité de leurs lésions.

*19 avril 1897.* — *Sortie.* La malade ne souffre plus du ventre.

*Résultats éloignés*, 27 juillet 1897. — Revue à son domicile, la malade peut faire actuellement un travail assez pénible, cependant elle souffre encore de douleurs aiguës, lancinantes, survenant du côté gauche, surtout à la fin de la journée ; les règles toujours douloureuses, sont un peu plus régulières, diminuées de volume, constipation opiniâtre.

*Au toucher.* — Utérus en antéversion, dans le cul-de-sac postérieur, cicatrice douloureuse. A droite, on sent une petite masse très douloureuse, à sensation nauséeuse. A gauche, trompe distendue et douloureuse à la pression.

*Octobre 1897.* — La malade revient à la consultation pour des douleurs à gauche; on lui fait de la columnisation. Soulagement.


OBS. LVI. — *Collection séreuse dans le Douglas. — Trompe gauche dilatée. — Ponction et débridement. — Ablation de la trompe gauche par morcellement.*

Résultats éloignés : *Six mois.* — La malade souffre toujours à gauche.


Marie D..., trente-quatre ans, lingère, rue Mazenod. Un accouchement il y a six ans; pas de fausse couche, menstruation régulière non douloureuse.

Entre le 22 avril 1897. — Douleurs ont débuté il y a quinze jours, surtout à droite.

*A l'examen.* — Collection dans le cul de-sac postérieur.

*Opération*, le 23 avril 1897. — Ponction et débridement de la collection, un peu de liquide séreux; la trompe gauche est dilatée; on en enlève une partie par morcellement.

*Résultats éloignés*, 30 septembre 1897. — Revue à son domicile, la malade souffre toujours un peu du *côté gauche*, surtout après une journée pénible, moins cependant qu'avant. Menstruation régulière, douloureuse.

*A l'examen.* — Utérus en latéro-position gauche non mobile; empâtement du cul-de-sac postérieur.


OBS. LVII (1er séjour), août 1897. — *Utérus en rétroversion, — Salpingite droite. — Columnisation. — Ablation de la trompe droite.*

2e séjour, 20 novembre 1897. — *Ablation de la trompe gauche.*


M..., Joséphine, vingt ans, corsetière, rue Mazenod.

Un accouchement il y a deux ans. Menstruation régulière. Pertes blanches.

Entrée le 23 août 1897. — Douleurs ont apparu dans l'abdomen, il y a quinze jours, des deux côtés, continues avec des lancées très violentes, exaspérées par la fatigue.

Utérus en rétroversion. A droite, trompe augmentée de volume, douloureuse à la pression.

On fait deux séances de columnisation, sans gros résultat.

4 septembre 1897. — On débride le cul-de-sac postérieur : on rencontre une masse volumineuse, c'est la trompe dilatée. Ablation de la trompe droite. Suites simples. La malade sort le 2 octobre.

Entrée de nouveau le 20 novembre 1897. — La malade souffre du côté droit.

Douleurs très vives, s'irradiant dans tout l'abdomen.

*Examen local.* — Utérus en latéro-version droite. A droite, tuméfaction grosse comme une mandarine, attenant à la corne utérine droite. perceptible également dans le Douglas, douloureuse à la pression. Dans le Douglas on sent aussi la cicatrice de la première opération, un peu douloureuse. On perçoit aussi une tuméfaction paraissant être la trompe du côté gauche.

22 novembre.— Incision aux ciseaux, du cul-de-sac postérieur. Il s'écoule un demi-verre de pus. On fait ensuite l'ablation de la trompe gauche.

# CONCLUSIONS

I. L'ablation directe des annexes par le vagin est particulièrement indiquée dans les petits pyosalpinx simples ou doubles, dans les hématocèles rétro-utérines, dans les salpingo-ovarites enkystées et, en général, dans tous les cas ou les annexes, plus ou moins prolabées dans le cul-de-sac postérieur, sont facilement accessibles par le vagin.

II. La bilatéralité des lésions n'est pas une contre-indication à l'ablation des annexes sans hystérectomie.

III. Dans les cas d'adhérences résistantes, il faut toujours agir avec beaucoup de prudence, pour faire le décollement des annexes : lorsque ce décollement est reconnu impossible ou particulièrement dangereux, M. Condamin a proposé d'avoir recours à la salpingo-ovariotripsie.

IV. Les dangers de l'opération sont insignifiants, nous n'avons eu que 7 morts sur 357 interventions, soit 1,9 pour 100.

V. Au point de vue des suites éloignées, les résultats sont, en général, excellents, quand on a pu faire l'ablation

totale uni ou bilatérale dans les cas, où, par suite d'adhérences trop résistantes, on a été obligé de faire du morcellement ou de la tripsie, les résultats éloignés sont moins
satisfaisants.

VI. Quand les douleurs persistent, elles sont dues, le
plus souvent, soit aux annexes de l'autre côté, que l'on
avait cru, au moment de l'intervention, pouvoir conserver
à cause de l'absence ou du peu d'intensité, de leurs lésions :
soit, peut-être, à des brides cicatricielles douloureuses,
emprisonnant le moignon. Dans ces derniers cas, la columnisation et le massage rendront de grands services.

VII. Dans les cas de persistance des douleurs ou de
leur augmentation, l'ablation directe des annexes par le
vagin peut-être le premier pas dans la voie de l'hystérectomie vaginale.

# BIBLIOGRAPHIE


Bantock, Ablation des annexes par la voie vaginale (British med. journal, 1878).

Battey, Summary of the results of fifteen cases of Battey's operation (British medic. journal, Londres, 3 avril 1880).

Baudron, thèse de Paris, 1894.

Blanc, De l'inflammation péri-utérine chronique, avec épanchement latent (th. de Lyon, 1887).

Bonnecaze, thèse de Paris, 1890.

Bonnet, thèse de Lyon, 1895.

Bouilly, De l'ouverture par la voie vaginale des collections purulentes salpingiennes et ovariennes (Bull. et Mém. de la Soc. de Chir., juillet 1890).

Boulle Félix, Contribution à l'étude du traitement de l'hématocèle rétro-utérine (th. Paris, 1895).

Brailwaite, Ablation des annexes par la voie vaginale (The Lancet, London, 1888).

Broca, Salpingites et abcès pelviens chez la femme (Sem. méd., p. 306, 1888).

Byford, Removal of the uterine appendages and smal ovarian tumors by vaginal section (Ann. obstetric, New-York, avril 1888).

— Chicago medical Recorder, p. 575 à 578, 1892.

— American journal of obstetric, mars 1892.

Camescasse, Du choix de l'intervention dans les affections des annexes (th. Paris, 1892-1893).

Camelot, De l'hémato-salpinx. Pathogénie, symptomatologie et
    traitement (th. Paris, 1895).

Castagné, De l'ablation des annexes de l'utérus dans l'hystérie
    (th. Montpellier, 1890).

Canu, Résultats thérapeutiques de la castration chez la femme
    (th. Paris, 1896).

J.-L. Championnière (Bull. et Mém. de la Soc. obst. e gyn. de
    Paris, t. IV, 1888).

Chatelus, thèse de Lyon, 1895.

Condamin, De l'ablation directe des annexes par le vagin dans la
    salpingo-ovarite enkystée (Lyon méd., 1894).
  — De la salpirgo-ovariotripsie et de l'ablation des annexes
      par la voie vaginale, dans la salpingo-ovarite (Congrès
      de Chirurgie, Lyon, 1894).
  — De l'ablation directe des annexes par la voie vaginale (Gaz.
      des hôpitaux, 1895; Mercredi médical, 1895).
  — Du traitement par la voie vaginale des hématocèles et des
      grossesses extra-utérines avec rupture du kyste fœtal
      (Lyon médical 1894; Arch. de tocol. et de gyn., 1895).

Clifton Wing, Amer. gyn. Society, 1877.

Crockett, Résultats de l'ablation des annexes malades (Buffalo med.
    and surg. Journal, février, 1894).

Davis, Ovarian tumor removed by vagin (Medic. Society, 1874).
  — Ablation des annexes par la voie vaginale (Boston medic.
      and surg. journal, 1876).

Delbet, Traité des suppurations pelviennes, Paris, 1891.

Denis, Psychoses consécutives aux opérations sur les organes géni-
    taux de la femme (th. de Montpellier, 1889).

Doléris, Nouvelles Archives d'obstétrique, 1891.

Doyen, 324 opérations sur l'utérus et les annexes (Arch. provinc.
    de chirurg., 1892).

Donnet, Résultats éloignés des opérations conservatrices de l'ovaire
    (th. Paris, 1895).

Engelmann, Vaginal hysterectomy by morcellement, and the
    vaginal way in certain pelvic operation in place of lapa-
    rotomy (Annals of gyn. and ped., Philadelphie, 1894).

Fraipont, Douze cas de grossesse après salpingo-ovarites (Ann. de
la Société médico-chirurg. de Liège, 1891).

Forstner, Berlin. klinisch. Wochens , août, 1880.

Gaillard-Thomas, American journ. of Med., avril 1870.

Goodell, Ablat. des ann. par le vagin (Arch. de tocol., 1876).

— A case of vaginal ovariotomy (Trans. Amer. gyn. Society,
Boston, 1878).

Gottschalk, Centr. für Gynäkol., 1891,

Goullioud, Débridement vaginal des collections de la périmétrite
chronique (Congrès franç. de chirurg., 1889).

— Du débridement vaginal des collections pelviennes (Archiv.
provinciales de chirurgie, 1893).

— Extirpation vaginale et unilatérale de petits pyosalpinx
(Communicat. au Congrès intern. de gyn. de Bruxelles,
1892, et Lyon Médical n°ˢ 5 et 6, 1893).

— Cas de grossesse chez des opérées pour salpingo-ovarites
(8ᵉ Congrès franç. de chir., Lyon, 1894).

— Suites éloignées des ablations d'annexes pour salpingo-
ovarites (Lyon Méd., t. III, 1892).

Isaac, De la grossesse consécutive aux traitements conservateurs
dans les affections inflammatoires des annexes (th.,
Paris, 1895).

Jaboulay, Indications de la laparotomie vaginale. L'attraction des
annexes dans le vagin (Prov. Médic., 12 oct. 1895).

Jacobs (Bull. de la Soc. belge de gyn., 15 août 1893).

Jaubert, thèse de Lyon, 1896.

La Bonnardière, Du traitement des collections pelviennes, par
l'élytrotomie post. interligamentaire et le drainage pel
vien (Ann. de gyn., janvier 1896).

Landau, Centralblatt für Gyn., 1892.

Laroyenne, De la péritonite chronique, compliquée d'un épanchement latent de nature purulente, séreuse ou hématique
(Lyon Méd., 21 février 1886).

— De l'ablation par le vagin des annexes de l'utérus, enkystées dans un foyer de pelvi-péritonite (Ann. de gyn.,
juillet 1893).

Lawson-Tait, Traité des maladies des ovaires.

Leber, Des suites éloignées de l'ovariotomie. Voie vaginale (Arch.
de tocol., 1882).

Lefaye, Etude de quelques opérations sur l'utérus et les annexes
dans leurs rapports avec la grossesse et l'accouchement
(th. Paris, 1895).

Martin, Résultats éloignés de l'ablation des annexes par laparotomie (th. Paris, 1893).

Manuelidès, thèse de Lyon, 1897.

Jules Oui, thèse de Lyon, 1894.

Péan, Vie génitale de la femme après ablation des tumeurs du
ventre.

  — Traitement des suppurations d'origine utérine, ayant pour
siége l'utérus et ses annexes (Ann. de Gyn., 1890).

Pichevin, Des abus de la castration chez la femme (th. Paris,
1889).

  — Congrès de Bruxelles, 1892 (Nouv. arch. de Gyn., 1892,
page 413).

Pinesse, Résultats éloignés de l'ablation des annexes par laparotomie (th. Paris, 1894).

Picqué, De l'ablation de certaines tumeurs de l'ovaire et des
trompes par l'incision vaginale (Rev. gén. de clinq. et
de thérap., p. 639-644, Paris, 1890).

Pinard, Grossesse extra-utérine. Ablation des annexes par la
voie vaginale (Dictionn. encyclop. des Sciences médic.).

Pozzi, Traité de gynécologie (3ᵉ édition, p. 643, Paris, 1896).

Reynier, Hernie ventrale. Ablation des annexes par la voie vaginale (th. Paris, 1876).

Segond, De l'hystérectomie vaginale dans le traitement des suppurations pelviennes (Ann. de Gyn. et d'Obst., p. 161,
1891).

  — Boll. et Mém. de la Soc. de Chir., t. XVII, p. 153, 1891.
    — t. XVIII, p. 53, 1892. — t. XIX, p. 162, 1894.

  — Congrès intern. de Gyn. de Bruxelles, p. 37, 239, 453.

  — 7ᵉ Congrès franç. de Chirurgie, Paris, 1893.

Sims, Battey's operation (Brit. med. Journal, 1887).

Sims, Ventral hernia following laparatomy (Americ. Journ. of
    obst., 1886).

Smith, Removal by vagina of an ovary adherent in Douglas's pouch
    for severe dysmenorrhea cure (the Lancet, London, 1883).

Sutton, Ablation d'annexes par la voie vaginale (Americ. Journ.
    of obst., 1888).

Synnephias, Suppurations péri-utérines, post-abortives ou post-
    puerpérales, et de leur traitement par l'élytrotomie pos-
    térieure (th. Paris, 1894-95).

Terrillon, Ablation des annexes par la voie vaginale (Prog. Méd.,
    1888, et Bull. de l'Acad. de Méd., 1889).

Vallas, Traitement des suppur. pelviennes (Prov. méd., 1891).

Vallin, Situation et prolapsus des ovaires. Ablation des annexes
    par la voie vaginale (th. Paris, 1887).

Vineberg, Vaginal cœliotomy with remarks on the new field it
    opens up fit the treatment of blackward displeacement of
    the uterus with diseased annexa by vagin fixation (Me-
    dical Record, 2 mars 1895).

Wiedow, Zur operativer Behandlung der pyosalpinx (Centralblatt
    für Gyn., 1885).

# TABLE

www.ingramcontent.com/pod-product-compliance
Ingram Content Group UK Ltd.
Pitfield, Milton Keynes, MK11 3LW, UK
UKHW021430090726
13657UKWH00003B/1004